ALTERNATIV HEILEN

Herausgegeben von Gerhard Riemann

Helga Lütjens, Jahrgang 1946, studierte nach einer kaufmänni-
schen Tätigkeit Pädagogik in Flensburg. Von 1972 bis 1979 unter-
richtete sie zuerst an einer Grund- und Hauptschule und später am
Gymnasium Musik und Religion. Gründung und Leitung einer
Musikschule nach eigenem Konzept. Ab 1987 mehrere Jahre Tätigkeit als PR-Beraterin. Nach einer Heilpraktikerausbildung eröffnete
Helga Lütjens ihre eigene Naturheilpraxis, in der sie sich auf Jin
Shin Jyutsu, Schalltherapie nach Volf und Homöopathie speziali-
siert hat.

Originalausgabe November 1997
Copyright © 1997 Droemersche Verlagsanstalt Th. Knaur Nachf.,
München

Umschlagillustration: Susannah zu Knyphausen
Satz: Ventura Publisher im Verlag
Druck und Bindung: Clausen & Bosse, Leck
Printed in Germany
ISBN 3-426-76153-X

5   4   3   2   1

Helga Lütjens

Depressionen sind heilbar

Wege aus der Dunkelheit

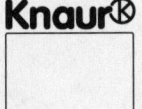

Inhalt

Vorwort

Immer mehr Menschen leiden an Depressionen, und die Betroffenen sowie die Angehörigen sind allzuoft hilflos – ebenso wie viele Therapeuten. Als die Zahl der depressiven Patienten in meiner Naturheilpraxis anstieg, habe ich mich schließlich entschlossen, diese Menschen nicht mehr an andere »Fachleute« zu verweisen, sondern ich wollte versuchen, gemeinsam mit ihnen einen Heilungsplan zu erstellen und Heilungsmöglichkeiten aufzuzeigen.

So war ich also gezwungen, mich mit diesem Thema intensiver zu befassen. Zum einen mußte ich mich selbst stärken, um die Krankheiten meiner Patienten zu verkraften, zum anderen mußte ich meine Erfahrungen in ein Konzept umwandeln, das eine zuverlässige Behandlung gewährte. Bei einigen Patienten hatte ich Erfolg – manchmal sogar sehr schnell, andere jedoch »entschieden« sich wieder für die Psychiatrie oder für das Leiden. Sie hatten nicht die Kraft, etwas zu verändern. Sie nahmen ihr »Schicksal« an.

Da kein Lebensalter von dieser Krankheit verschont bleibt, ist es mir ein großes Anliegen, die Depression von Grund auf zu analysieren. Ich will versuchen, die Ursachen zu entdecken, und vor allem darauf hinweisen, daß man die Patienten ernst nehmen muß.

Ich hoffe, depressiven Menschen mit diesem Buch Mut zu machen, daß sie sich für die Heilung entscheiden, und genügend Kraft zu geben, um den Weg auch durchzuhalten. Denjenigen, die mit depressiven Menschen umgehen, versuche ich Verständnis für die Kranken zu vermitteln und auch ihnen deutlich zu machen, daß es sich lohnt, die Patienten mit Konsequenz und Durchhaltevermögen auf ihrem Weg der Gesundung zu begleiten.

1 Depression:
eine Krankheit der Seele

Männliches und weibliches Prinzip – Polarität

Wenn von den Krankheiten der Seele die Rede ist, so wird schnell deutlich, daß wir uns auf einem Gebiet bewegen, auf dem uns die herkömmlichen wissenschaftlichen Forschungen nicht viel weitergebracht haben. Die Seele ist nicht greifbar, nicht erklärbar und mit dem Verstand nicht erfaßbar. Da unsere Wissenschaft jedoch verstandesorientiert ist, werden wir den Sitz der Seele über sie – über das kausale Denken und den Zwang, nur das anzuerkennen, was zweifelsfrei bewiesen werden kann – wohl kaum erfahren können. Deshalb wollen wir in diesem Buch neue Wege erkunden, um uns dem Kern der seelischen Krankheiten anzunähern und unsere Erkenntnisse in die Praxis umzusetzen.

Die Seele wird in dem medizinischen Standardwerk *Pschyrembel Klinisches Wörterbuch* definiert als »das unmittelbare Erleben, die Gesamtheit der geistigen Erscheinungen (Fühlen, Denken und Wollen)«. Schon aus dieser knappen Formulierung wird ersichtlich, daß es bei der Betrachtung der Seele vor allem um die Gesamtheit des Menschen geht. Wir dürfen uns nicht alle zusammengesetzt aus mehreren Bestandteilen sehen, die jeweils eine Art Eigenleben führen und sich gegenseitig nicht beeinflussen – hier der Körper, da die Seele und dort der Geist.

Wenn man dem einen zuviel Beachtung schenkt und das andere dabei ignoriert, läuft man Gefahr, das Gleichgewicht zu verlieren. Durch die Unausgewogenheit können dann Blockaden entstehen, die schließlich zu Krankheitssymptomen leichten oder schweren Grades führen – auf körperlicher und/oder seelischer Ebene.

Ebendiesen Zustand finden wir in den meisten industrialisierten Gesellschaften unserer Zeit. Denn seitdem der französische Philosoph René Descartes (1596–1650) den modernen Rationalismus begründete, beherrscht die Überbetonung des Denkens unser Leben. Wir vergöttern die empirische Wissenschaft, die Beweiskraft von statistischen Erhebungen und betrachten mit einem Lächeln, was nicht hieb- und stichfest zu belegen ist.

René Descartes, latinisiert Cartesius, prägte den Satz: »Ich denke, also bin ich.« Auf der Grundlage seiner mechanistischen Naturauffassung basiert das sogenannte kartesianische Weltbild, das trotz der dazu im Widerspruch stehenden Erkenntnisse der modernen Physik noch weitgehend unser Leben bestimmt.

Das hat uns einerseits den technischen Fortschritt mit all seinen Annehmlichkeiten gebracht – ebenso wie die Vorstellung, daß »alles machbar« sei. Andererseits wurde aber auch bald deutlich, welche fatalen Folgen damit verbunden sind, wenn man einer Forschung freien Lauf läßt, die vor nichts zurückschreckt.

Wenn das Wissen um die ganzheitliche Beschaffenheit des Menschen verlorengeht und ein Teil – in diesem Fall der »Verstand« – sich überproportional ausdehnen kann, dann ist damit immer Unheil verbunden. So wurden zum Beispiel im Namen des »Fortschritts« ganze Kulturen, die sich nach ganzheitlichen Prinzipien orientierten, unterdrückt, verdrängt oder vernichtet. In unglaublicher Selbstüberschätzung wurden etwa die Ureinwohner Nordamerikas als unterentwickelt eingestuft und entsprechend mißhandelt. Heute erkennen immer mehr verantwortungsbewußte Menschen die positive Kraft des ganzheitlichen Denkens und Lebens dieser Völker sowie den unermeßlichen Verlust für die gesamte Menschheit, der durch die systematische grausame Ausrottung ganzer Stämme angerichtet wurde.

Wir sind eingebunden in die Ganzheit des Kosmos und müssen teilhaben am Fluß des Lebens. Wir können uns nicht ins »Abseits« stellen und uns als Herrscher über die Natur aufspielen. Es heißt im 1. Buch Mose zwar, daß wir uns »die Erde untertan« machen und »über die Fische im Meer und die Vögel … und über alle Tiere …« herrschen sollen, doch darf dies nicht bedeuten, daß wir quasi mit göttlicher Legitimation Raubbau an der Natur betreiben, wie es trotz besseren Wissens überall auf der Welt geschieht.

Eine ganz andere Sichtweise vermittelt hingegen der Schöpfungsbericht des Jahwisten, der ältesten Quellenschrift des Pentateuch (= 5 Bücher Mose). Dort heißt es: »Er nahm den Menschen und setzte ihn in den Garten Eden, auf daß er ihn bebaue und bewahre.« Dieses Selbstverständnis der Gleichberechtigung allen Lebens ist ein Prinzip, nach dem beispielsweise auch der Schamane handelt: Statt die Natur rücksichtslos auszuplündern, bedankt er sich bei dem Tier oder der Pflanze und erbeutet und erntet nur so viel von ihnen, wie er zur eigenen Erhaltung braucht.

In den männlich dominierten, sogenannten zivilisierten Kulturen hat man sich jedoch von einer solchen ganzheitlichen Auffassung weit entfernt. Dies führte nicht nur zu den Katastrophen, die ganze Völker betrafen, sondern ist auch auf individueller Ebene Ursache für zahlreiche Unausgewogenheiten. Denn der Druck, stets Stärke zeigen zu müssen, führt dazu, daß viele Männer die weiblichen Anteile ihrer Seele verdrängen, ohne sie damit jedoch »aus der Welt« schaffen zu können. Die inneren Konflikte, die dadurch entstehen, können sich in Aggressionen Luft verschaffen, aber auch als physische oder psychische Krankheiten manifestieren.

Das Emotionale wird seit jeher der Frau zugeordnet. Während von Männern erwartet wird, daß sie verstandesorientiert handeln, hart sind und ein weinender Mann als Versager gilt, steht man der Frau zu, daß sie intuitiv handelt, weich ist und ihre Gefühle zeigt. Dabei wird Emotionalität nach landläufiger Meinung allerdings gleichgesetzt mit der Unfähigkeit, logisch zu denken und rational zu entscheiden, also abgewertet.

Während in den westlich orientierten Gesellschaften – auch im Fernen Osten – das Männliche eine derart dominante Stellung einnehmen konnte, ordneten die chinesischen Philosophen schon vor mehr als zwei Jahrtausenden alles Leben gleichwertigen kosmologischen Prinzipien zu, die einander bedingen, ohne einander also nicht existieren können. Dies wird sehr anschaulich dargestellt im Yin-und-Yang-Symbol: Beide Anteile nehmen einen gleich großen Platz ein, beide sind auch, wie die Punkte zeigen, im jeweils anderen enthalten.

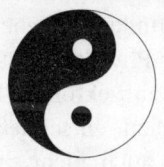

YIN UND YANG

»Yin und Yang stellen die universellen Gesetze von Himmel und Erde dar; sie sind Mutter und Vater aller Veränderungen, Meister der Zeit und Bewegung und Urheber von Geburt und Tod. Beide befinden sich in stetem Wechsel. Keines kann für sich allein existieren, da ihr ganzes Dasein von ihrer Beziehung zueinander abhängt. Daher ist es erforderlich, sie zu harmonisieren, sie ins Gleichgewicht zu bringen.

Eine ausgeglichene Harmonie zwischen beiden bedeutet stabile Gesundheit.«

Chee Soo: *Taoistisches Heilen*, München 1992

Das weibliche Prinzip (Yin) repräsentiert das Empfangende, das Dunkle, Passive, Weiche. Yang, das männliche Prinzip, steht für das Aktive, Schöpferische, Helle, Harte. Dabei sind all diese Eigenschaften frei von moralischen Bewertungen und, wie gesagt, gegenseitig aufeinander angewiesen: Wir existieren, indem wir ein- *und* ausatmen, anspannen *und* entspannen, uns bewegen *und* ausruhen, aktiv *und* passiv sind. Wir könnten uns nicht ausschließlich für das Einatmen entscheiden, wir könnten nicht nur aktiv sein – alles im Kosmos besteht aus beiden Polen, und diese auf jeder Ebene unseres Seins ins Gleichgewicht zu bringen ist eine der Hauptaufgaben im Leben.

Die Polarität ist auf der anderen Seite aber auch das, was Leben schafft: Der Strom des Einatmens und des Ausatmens, die sich ständig wiederholen, bilden durch den

Wechsel der Pole einen Rhythmus, der das Grundmuster des Lebens darstellt. (Dieser Gedanke findet sich ebenso wieder in der Aussage der modernen Physik, daß sich alle Erscheinungen auf Schwingungen zurückführen lassen.) Würde man sich tatsächlich dazu entschließen, nicht mehr auszuatmen, könnte man auch nicht mehr einatmen. Ein Pol kann ohne seinen Gegenpol nicht existieren. Wir wissen nur vom Frieden, weil wir den Krieg kennen, ebenso wie wir nur das Leben erkennen, weil wir den Tod wahrnehmen. Sobald einer der Pole entfällt, ist auch der andere nicht mehr existent.

Da jeder unserer Begriffe erst über seinen Gegenpol Bedeutung bekommt, sind wir bei der Erkenntnis der Welt darauf angewiesen, beide Pole zu betrachten. In diesem Sinne symbolisiert Evas Essen vom Baum der Erkenntnis – von Gut und Böse – den Beginn des menschlichen Entwicklungsweges, weil nun das Fehlende, eben die Erkenntnis, erlangt wurde.

Die Verkennung dieser grundlegenden Prinzipien ist eine häufige Ursache dafür, daß wir seelisch aus dem Gleichgewicht geraten. Entscheiden wir uns beispielsweise dafür, im Leben immer nur »lieb und nett« zu sein, unterdrücken wir einen wesentlichen Teil unserer Persönlichkeit. Statt deutlich zu sagen, was wir zu kritisieren haben, halten wir mit unserer Meinung hinter dem Berg, um jemand anderen nicht zu verletzen. Doch was wir da in irgendwelche »dunklen Ecken« unserer Seele verdrängen, kommt irgendwann mit um so größerer Wucht auf uns zurück.

Dieses Verhaltensmuster wird vielen Menschen schon in der Kindheit anerzogen. Wenn das »Artigsein« in der Erziehung oberste Priorität hat, will das Kind in der Regel diese Kriterien auch erfüllen, weil es geliebt und belohnt werden möchte. Doch ist dieses Vorhaben – schon allein deswegen, weil es verschiedene Auffassungen darüber gibt, was »artig zu sein« bedeutet – normalerweise nicht zu realisieren. Eine mögliche Folge ist, daß das Kind Schuldgefühle entwickelt oder aber zumindest ein schlechtes Gewissen bekommt. Damit entfernt es sich von seiner eigenen Persönlichkeit, und der erste Schritt auf dem Weg zur Unterdrückung eines Teiles des eigenen Selbst ist getan.

Die bewegte und bewegende Seele, die um die Polarität weiß, ist die Grundlage für ein erfülltes Leben auf dieser Erde. Indem wir die Polarität annehmen und nach ihren Gesetzen leben, sind wir wirklich. Handeln wir aus diesem Wissen heraus, sind wir in Bewegung – und in Bewegung sein heißt vorankommen. Vorankommen bedeutet lernen, Aufgaben bewältigen, um aus den bewältigten Aufgaben neue entstehen zu lassen.

Der feinstoffliche Körper und die Seele

Für den Zustand unserer Seele sind auch Einflüsse aus dem feinstofflichen Bereich von Bedeutung – ein Umstand, dessen Erwähnung bei Schulmedizinern allenfalls ein müdes Lächeln auslöst. Dennoch sind sensitive Menschen dazu in der Lage, ein Energiefeld zu sehen, das alle lebende und scheinbar tote Materie umgibt. Inzwischen ist es auch einigen Forschern, welche die konventionellen Wege verlassen haben, gelungen, die Energie mittels Fotografien sichtbar zu machen.

LITERATUR

Dieter Knapp: *Unser strahlender Körper. Energiefeldfotografien für Diagnose und Heilung,* Knaur-Tb. 76127

Shalila Sharamon und Bodo Baginski: *Das Chakren-Handbuch,* Aitrang 1988

In diesem Feld, das auch »Aura«, »Energieleib« oder »Astralkörper« genannt wird, befinden sich nach hinduistischer Auffassung Zentren, welche die sie durchströmende Energie sammeln, transformieren und verteilen. Man nennt einen solchen Punkt wegen seines spiralförmigen Aussehens »Chakra«, was im Sanskrit wörtlich »Rad, Kreis« bedeutet. Menschen mit medialer Begabung, die den Astralkörper sehen können, beschreiben die Chakren als Lotusblüten. Sie liegen entlang dem Hauptkanal subtiler Energie, der durch die Wirbelsäule aufsteigt.

Die Chakren haben Entsprechungen auf der körperlichen (grobstofflichen) Ebene, sie sind aber nicht mit diesen Entsprechungen identisch (etwa mit dem Herzen [Herz-Chakra]). Es handelt sich vielmehr um Zentren, an denen Körperliches und Seelisches ineinander übergehen. Gefühle, Erlebnisse und Gedanken, die hier auch »gespeichert« werden, beeinflussen durch den Austausch von Energie Leib und Seele des Menschen.

Dank seiner spiralartigen Form nimmt ein Chakra die kosmischen Energien, die von außen auf den Körper einwirken, in sich auf. Sie werden »hineingezogen« und dort für den physischen Körper vorbereitet, damit er sie nutzen kann. Die sieben Chakren sind also die »Schaltstellen« oder »letzte Instanz« vor dem physischen Körper, in dem die Energie dann die Drüsen beeinflußt. Eine weitere Funktion der Chakren ist die der Wahrnehmung: Energien, die auf den Menschen zukommen, müssen auch erkannt werden. Dies geschieht in den Chakren.

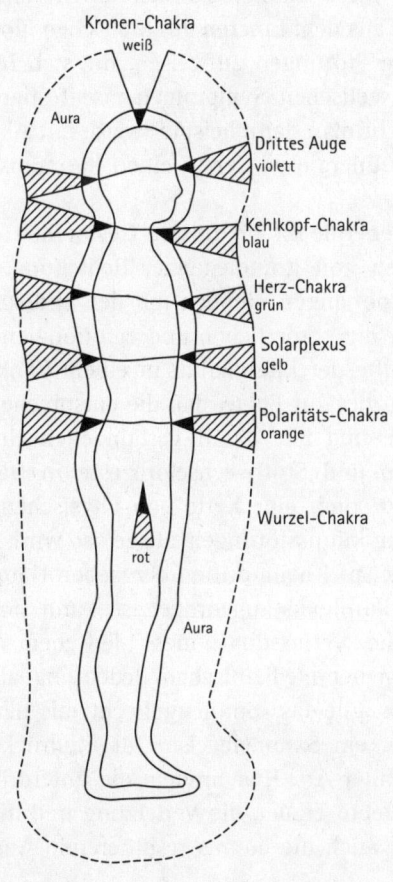

Kronen-Chakra
weiß

Aura

Drittes Auge
violett

Kehlkopf-Chakra
blau

Herz-Chakra
grün

Solarplexus
gelb

Polaritäts-Chakra
orange

Wurzel-Chakra

rot

Aura

Im feinstofflichen Körper gibt es darüber hinaus Leitbahnen für die Lebensenergie, die in der traditionellen chinesischen Medizin (TCM) »Meridiane« genannt werden. Sie verlaufen ebenso tief im Körper und innerhalb der Muskeln wie an der Oberfläche und an der Haut. Sie sind nach den Prinzipien von Yin und Yang im Körper verteilt. Auch diese Bahnen können durch Einflüsse von außen oder aus dem Inneren des Menschen blockiert sein oder andere Störungen aufweisen, die sich in körperlichen oder seelischen Symptomen manifestieren. In der TCM versucht man dann beispielsweise mit Akupunkturnadeln, die Energie wieder in einen harmonischen Fluß zu bringen.

Die Lebensenergie ist für unsere Gesundheit und unser Wohlergehen von grundlegender Bedeutung. Die Chakren korrespondieren nämlich mit den endokrinen Drüsen, welche die körperlichen und emotionalen Vorgänge steuern. Sollte der Energiefluß in einem Chakra gestört sein, so hat dies zur Folge, daß die entsprechende endokrine Drüse und alle damit verbundenen Hormonausschüttungen und Stoffwechselprozesse in Disharmonie geraten und somit eine Kette von physischen und psychischen Funktionsstörungen ausgelöst wird. Geschieht dies zum Beispiel beim dritten der sieben Hauptchakren, das dem Solarplexus zugeordnet ist, kann sich dies auf die seelische Verfassung eines Menschen auswirken. Denn neben der medizinischen Bedeutung als Nervenknotenpunkt gilt das »Sonnengeflecht« als der »Sitz der Emotionen«, ein Sammelbecken für Eindrücke und Erfahrungen aller Art. Hier brodeln die unterdrückte Wut, die nichtgelebte Trauer, die Verletzung und die Demütigung. Aber auch die daraus resultierende Angst: Angst vor Emotionen, Angst, Gefühle »hineinzulassen«, Angst, Gefühle zu leben, Angst vor Enttäuschungen. Es ist der Sitz der Depressionen, der manifestierten Unterdrückung. Da dem Solarplexus die Bauchspeicheldrüse zugeordnet wird, das wichtigste Verdauungsorgan, und eine Verbindung zum Magen, zur Leber und zur Galle besteht, äußert sich unterdrückte Wut zum einen in Gallenbeschwerden, zum anderen aber auch im Seelischen – nämlich in der Depression. Auf der sprachlichen Ebene wird der Zusammenhang deutlich, wenn wir beispielsweise sagen: »Ich kann die Kränkung nicht verdauen«, womit wir beschreiben, daß wir Emotionen »ablagern«, die uns auf lange Sicht bedrücken werden.

Die Lernaufgabe der Seele

LITERATUR
vgl. Peter Orban: *Die Reise des Helden*, München 1983

Unsere Seele ist eingebunden in die Ewigkeit. Sie ist immer existent gewesen, und sie wird immer existent sein. Zum einen wählt sie sich die Form des Körpers, zum anderen die Form der Feinstofflichkeit. Die Idee des Selbst verändert sich jedoch nicht. Die Seele weiß, daß sie in einer Hülle, einer Form, schneller und präziser lernen kann; deshalb wählt sie sich den Körper als »Vehikel«, um zu handeln, etwas zu bewegen und teilzuhaben an der Entwicklung des eigenen Selbst.
Wenn sie sich für eine Wiedergeburt, eine Reinkarnation,

entscheidet, so nimmt sie sich für die betreffende Lebensspanne etwas vor, sie setzt sich ein Ziel. Aufgrund der Erfahrungen in früheren Leben – in der fernöstlichen Religion und Philosophie »Karma« genannt – will zum Beispiel eine Seele lernen, sich zu behaupten, eine andere, sich nicht mehr verletzen zu lassen, wieder eine andere will Verantwortung für sich selbst übernehmen. Dieses Wissen um das Ziel geht jedoch bei den meisten mit der Geburt verloren. Es muß wieder schrittweise erarbeitet werden durch bestimmte Erfahrungen, die der Mensch im Laufe seines Lebens macht. Hat sich eine Seele etwa entschieden, sich nicht mehr demütigen zu lassen, so wird sie sich höchstwahrscheinlich stets aufs neue in Situationen begeben, in denen sie mit diesem Thema konfrontiert wird. Der eine hat zum Beispiel einen Chef, der zynisch ist und seine Arbeit nicht anerkennt; eine andere wird einen Ehemann geheiratet haben, der sie erniedrigt und verletzt.

Damit stehen diese Menschen ihrem Hauptthema gegenüber. Lassen sie jetzt zu, daß andere sie verletzen und demütigen, geraten sie auf einen Weg, der nicht zu ihrem Lernziel führen kann. Mehr und mehr begeben sie sich in eine Sackgasse, in der keine Entwicklung möglich ist, und beginnen zu leiden. Sie wehren sich nicht und haben dafür tausend Ausreden: »Ich brauche doch meinen Job«, »Ich muß doch das Geld verdienen«, »Ich bin doch verantwortlich für meine Familie«, »Ich kann doch wegen der Kinder meine Familie nicht verlassen« und dergleichen mehr.

Die Seele, die um ihre Lernaufgabe weiß, möchte den Menschen jedoch wieder auf den geplanten Pfad hinweisen und fängt an, sich bemerkbar zu machen. Dies kann sie dadurch bewerkstelligen, daß sich die energetischen Unausgewogenheiten im materiellen, physischen Körper in kleinen Wehwehchen manifestieren. Da wir aber Meister im Verdrängen sind, wird es ihr in vielen Fällen nicht gelingen, eine sofortige Veränderung unserer Verhaltensweise zu bewirken. Dann muß sie sich stärker bemerkbar machen.

Wenn auch dies nicht dazu führt, uns an unsere Lernaufgabe zu erinnern, wird uns die Seele nach unzähligen Versuchen irgendwann einmal regelrecht »anschreien«: Sie überzieht uns dann mit Krankheiten, die so schwerwiegend sind, daß wir uns fast ausschließlich mit ihnen beschäftigen müssen und eigentlich keine Gelegenheit mehr haben, die Botschaften zu ignorieren.

Ist diese Krankheit eine Depression, so wird es sehr »schmerzhaft«, und zwar auf einer Ebene, auf der neben bestimmten körperlichen Begleiterscheinungen keine Symptome diagnostiziert werden, die eventuell therapiert werden können, sondern auf der das Leiden nicht »greifbar« und die Situation ausweglos erscheint. Dann sehen viele Psychiater und Patienten nur noch die Möglichkeit, Verdrängungspillen, Psychopharmaka, zum Einsatz zu bringen. Doch weil dadurch das Lernziel erneut verschleiert wird, klappt es auch nicht so richtig mit den Pillen. Dann wird eben im Notfall die Dosis erhöht, und gegen die Nebenwirkungen werden andere Medikamente verabreicht … Irgendwann einmal, viel später, stellt der Patient schließlich fest, daß all die Pillen nur Schaden angerichtet und nicht geholfen haben. Es scheint nun keine Perspektive mehr zu geben, man wäre am liebsten tot.

In diesem Zustand hat die Seele vielleicht schon ihren

Kampf aufgegeben. Sie sagt nichts mehr, sie verstummt, und damit verstummt für die betreffende Lebensspanne auch das menschliche Selbst mit all seinen Wünschen, Hoffnungen und Zielen. Nun dauert es möglicherweise nur noch eine kurze Zeit, bis daß sich die Seele wieder ganz vom Körper trennt.

Aber selbst jetzt noch kann ein Rest an Willen und Kraft dasein, kann der Mensch zur Einsicht gelangen und rigoros umkehren. Wenn er seine Lernaufgabe erkennt, kann er sich wieder auf den Weg machen, um seine Lektionen zu durchleben. Dies ist der Weg, der aller Wahrscheinlichkeit nach dann zur Gesundung führt.

Erkennen, was die Seele krank macht: der erste Schritt zur Heilung

Der Begriff »Depression« ist von dem lateinischen Wort *deprimere* abgeleitet, das mit »nieder-, herabdrücken« übersetzt wird. Wenn wir uns auf den Weg der Heilung begeben wollen, ist es zunächst also einmal sinnvoll, herauszufinden, was bei uns niedergedrückt ist. Wer oder was ist für diese Bedrücktheit verantwortlich, und in welcher Verfassung mußten wir gewesen sein, um überhaupt in einen solchen Zustand zu geraten?

Wenn wir uns in der einschlägigen Literatur umschauen, erfahren wir, daß die Depression – unter dem Strich – folgende Ursachen haben kann: Sie ist eventuell genetisch begründet, oder ein funktionsgestörtes Organ bzw. eine Gehirnerkrankung hat die Niedergeschlagenheit ausgelöst. Eventuell war der Verlust eines geliebten Menschen für die tiefe Traurigkeit ursächlich, was ja bis zu einem gewissen Grad normal ist. Bei der sogenannten reaktiven Depression ist ein Bezug zu Streßsituationen und belastenden Erlebnissen im Ehe- oder Berufsleben sowie zur Vereinsamung herstellbar. Eine weitere Art von Depression, die neurotische, wird auf lang andauernde negative Erfahrungen in der Kindheit zurückgeführt; sie äußert sich vor allem in Angst vor dem Alleinsein und Ausklammerungsverhalten. Die endogene (= »von innen kommende«) Depression schließlich, die keine erkennbaren äußeren Ursache hat, tritt in Zusammenhang mit Psychosen auf, also mit schweren Persönlichkeitsstörungen, bei denen das Erleben und Verhalten stark vom Spektrum des »Normalen« abweichen. Tiefste Melancholie wechselt in phasischem Abstand mit krankhaft heiteren, manischen Zuständen.

Sieht man einmal davon ab, daß diese Einteilung umstritten ist, weil die einzelnen Formen schwer voneinander zu unterscheiden sind und auch die Zuordnung zu den Ursachen meist nicht zweifelsfrei möglich ist, so sind meines Erachtens auch die darauf basierenden herkömmlichen Therapieformen unzulänglich. Ich möchte deshalb von einem anderen Ansatz ausgehen und eine provokative These aufstellen, die bei alternativen Heilkundigen allerdings bereits seit langem Anerkennung gefunden hat: Der Mensch ist für seine Krankheit selbst verantwortlich.

Wenn ich einen solchen Satz formuliere, geht es mir allerdings nicht um eine Schuldzuweisung, auch soll damit keineswegs gesagt werden, daß depressive Menschen mit irgendeinem Makel moralischer Art behaftet sind. Es handelt sich vielmehr um die Einsicht in eine kosmische Gesetzmäßigkeit. Diese Erkenntnis verhilft uns am ehesten dazu, daß wir unser Schicksal in die Hand nehmen und Maßnahmen ergreifen, die uns schließlich aus dem dunklen Tal hinausführen.

Die Selbstverantwortlichkeit depressiver Menschen läßt sich zum Beispiel auch daraus herleiten, daß wir ausfindig machen, wo bei den Betroffenen der Schmerz, die Angst, die Erregung oder die Traurigkeit denn sitzen. Fast ausnahmslos zeigen sie dann auf den Solarplexus, das Sonnengeflecht (siehe auch Seite 20). Der Depressive hat also seine Wut, seine Trauer, seine Schockerlebnisse, seine Gefühle »hinuntergeschluckt« und damit zwangsläufig sein eigenes Selbst unterdrückt. Das heißt, daß er sich nicht ernst nimmt mit seinen Wünschen und Bedürfnissen, daß er sich nicht anerkennt, so wie er ist. Er liebt sich nicht! Er läßt es zu, daß andere in seinem Selbst Raum gewinnen, er gibt ihnen sogar die Gelegenheit, einen so starken Einfluß auszuüben, daß sein Selbst an die Seite gedrückt wird, so lange, bis nicht mehr allzuviel von ihm übrig bleibt. Damit existiert irgendwann auch kein eigener Wille mehr, keine eigene Schöpferkraft, kein eigener Lebensmut.

»Liebe deinen Nächsten wie dich selbst« bedeutet, daß wir unsere Mitmenschen nicht wirklich lieben können, wenn wir nicht auch uns selbst lieben.

Wie schon an früherer Stelle angedeutet wurde, steckt dahinter in vielen Fällen das Bestreben, »immer lieb« zu sein, um selbst geliebt zu werden. Man möchte es den anderen stets recht machen, fühlt sich für sie in jeder

Hinsicht verantwortlich und meint, perfekt sein zu müssen bei all dem, was man für andere tut. Diese ungerechtfertigte und unrealistische Erwartung an sich selbst kann der Mensch auf die Dauer nicht aushalten.

Meiner Auffassung nach haben wir es bei der Krankheit Depression also mit einem Phänomen zu tun, das Menschen befällt, die über sehr lange Zeit den Weg der Unterdrückung ihres eigenen Selbst gegangen sind – und zwar so lange, bis ihr Energiehaushalt fast völlig zusammengefallen ist. Hinzu kommt, daß negative Energien über das Selbstmitleid, die Angst, Minderwertigkeitsgefühle, den Selbsthaß etc. transportiert werden und so destruktiv und so zerstörend sind, daß der Kranke sich zum einen seiner natürlichen Selbstheilungskräfte beraubt und zum anderen die Menschen, die ihm helfen wollen, in die Gefahr bringt, sich von diesen negativen Energien »anstecken« zu lassen.

Der Mensch, der durch die Verdrängungsmechanismen »außer sich« geraten ist, muß zurückfinden zu seinem Selbst. »Außer sich sein« heißt leer sein, und in diese Leere hinein kann sich eine Depression einnisten. Insofern liegt in der Formulierung des Problems schon seine Lösung. Der Depressive muß die Verantwortung für sein Selbst wiedergewinnen, muß sich auffüllen mit allem, was sein Selbst auf dieser Erde erleben, lernen und genießen will.

Gerät der Mensch zu weit von dem Weg ab, auf dem seine Seele die selbstgewählten Lektionen lernen soll, so treten Krankheiten als Korrektiv auf. Sie signalisieren ihm, daß er sich für einen anderen Weg entscheiden muß. Ignoriert er diese Hinweise, ist die immer schlimmer werdende Krankheit auf seine Entscheidung zurückzuführen.

Doch wie gesagt sollen diese Ausführungen keine Schuldzuweisungen sein, vielmehr machen sie deutlich, daß es immer eine Möglichkeit gibt – auch bei fortgeschrittenem Stadium –, sich für die Aktivität zu entscheiden.

Wenn wir mit uns wahrhaftig sind, können wir merken, was uns drückt, und wir werden etwas ändern müssen. Etwas ändern müssen heißt aber auch, Entscheidungen zu treffen und zu den eigenen Entscheidungen zu stehen. Das wiederum benötigt eine ganze Portion an Selbstvertrauen und Selbstwertgefühl, das erlernt werden kann und bei zunehmender Praxis wächst. Vertrete ich klar und deutlich meine Meinung, so begebe ich mich möglicherweise in Konfliktsituationen, denn ich muß davon ausgehen, daß andere über mein Handeln und Denken befinden und meinem Verhalten nicht unbedingt zustimmen, sondern es für falsch halten können. Diese Kritik muß ich dann aushalten und trotzdem meinen Standpunkt und meine Handlungen vertreten, falls ich nicht tatsächlich eines Besseren belehrt werde. Aber auch dies gehört zum Leben, ist es doch ein ganz normaler Lernprozeß.

Spätestens jetzt wird deutlich, daß der Anpassungsweg der bequemere ist. Nur daß die Seele sich dies auf längere Sicht nicht »gefallen« läßt. Sie will das klare, selbstbewußte, entschiedene, wahrhaftige Selbst. Da nützt es dem depressiven Menschen gar nichts, wenn er die Ursachen im endogenen Bereich vermutet oder darüber nachdenkt, ob er erblich belastet ist; und es nützt ihm auch nichts, wenn er medikamentös »ruhiggestellt« und seine Stimmung künstlich »aufgehellt« wird.

Entscheiden wir uns also für den aktiven Weg, um wieder heil zu werden, denn der Mensch erntet, was er irgendwann gesät hat. Das gilt für alle Ebenen unseres Seins.

2 Depression:
eine Krankheit unserer Zeit

Wir haben gesagt, daß nicht allein andere Menschen, Umstände und Begebenheiten für die Erkrankung eines depressiven Menschen verantwortlich zu machen sind, weil wir uns letztlich selbst für die Krankheit entscheiden. Dennoch spielen sie eine nicht unwesentliche Rolle auf dem Leidensweg des Patienten und müssen berücksichtigt werden, wenn wir herauszufinden versuchen, was uns depressiv macht und wie wir wieder gesund werden können.

Keine Zeit haben –
ein Phänomen des 20. Jahrhunderts

Es ist inzwischen eine Binsenwahrheit: Wir befinden uns in einer *schnell*ebigen Zeit, in welcher der Mensch vieles ganz rasch erledigen kann. Das liegt vor allem am technischen Fortschritt: Wir sind motorisiert, können auch große Strecken in relativ kurzer Zeit mit dem Flugzeug überwinden und verfügen über Hilfsmittel wie Computer, die uns aufwendige Arbeiten abnehmen. Doch wenn wir nun glauben, durch all diese Arbeitserleichterungen würden wir mehr Zeit für uns selbst gewinnen, so sehen wir uns getäuscht: Das krasse Gegenteil ist der Fall, denn keine Zeit zu haben ist ein Phänomen der Leistungsgesellschaft im 20. Jahrhundert. Der berufstätige Mensch hat mit der technischen Entwicklung eine enorme Zeitersparnis gewonnen, viele nutzen diese jedoch nicht, um sich angemessen auszuruhen oder ihre Freizeit sinnvoll zu gestalten, sondern füllen sie, um schnell noch zusätzlich einen Job anzunehmen, hier noch erfolgreicher zu sein, und die Ansprüche sind so hoch geschraubt, daß sie immer noch mächtig schuften müssen, um den Lebensstandard, den sie sich geschaffen haben, zu erhalten. Sie haben also, scheint's, nichts gewonnen.

»Guten Tag‹, sagte der kleine Prinz.

›Guten Tag‹, sagte der Händler. Er handelte mit höchst wirksamen, durststillenden Pillen. Man schluckt jede Woche eine und spürt überhaupt kein Bedürfnis mehr, zu trinken.

›Warum verkaufst du das?‹ sagte der kleine Prinz.

›Das ist eine große Zeitersparnis‹, sagte der Händler. ›Die Sachverständigen haben Berechnungen angestellt. Man erspart dreiundfünfzig Minuten in der Woche.‹

›Und was macht man mit diesen dreiundfünfzig Minuten?‹

›Man macht damit, was man will ...‹

›Wenn ich dreiundfünfzig Minuten übrig hätte‹, sagte der kleine Prinz, ›würde ich ganz gemächlich zu einem Brunnen laufen ...‹«

Antoine de Saint-Exupéry:
Der kleine Prinz, Düsseldorf 1956

Und so, wie wir uns keine Zeit nehmen, um uns zu entspannen und auszuruhen, so haben wir noch nicht einmal mehr die Muße, Krankheiten zu kurieren. Die Erkrankung ist wie gesagt ein Signal, daß etwas in unserem psychischen oder physischen Gleichgewicht nicht stimmt. Statt uns zur Besinnung zurückzuziehen und dem Körper zu erlauben, daß er unser Leiden durch seine natürlichen Selbstheilungskräfte überwindet, schleppen wir uns zur Arbeitsstelle und bekämpfen die äußeren Symptome möglicherweise noch mit Medikamenten, die uns die Illusion von Gesundheit vermitteln. Das wahre Problem ist dadurch jedoch nicht beseitigt. Es wird lediglich in tiefere Schichten unserer Seele und unseres Körpers gedrückt und wartet darauf, sich wieder mit anderen, meist schwerwiegenderen Symptomen bemerkbar zu machen.

Dieses Verhalten wird in vielen Familien schon dem Schulkind antrainiert: Wichtiger als die Genesung von einer Krankheit scheint die Mathearbeit in der nächsten Woche zu sein, derentwegen man sich keine Fehlstunden leisten kann ...

Wir wollen nichts versäumen. Man muß »dranbleiben«, muß mitspielen bei dem Spiel, etwas zu schaffen, besser zu sein als die anderen. Der, der nicht zögert, ist der Sieger, der, der schneller ist, steht ganz oben. Und wenn etwas dazwischenkommt, verfügen wir über wunderbare Mittel – Drogen und Medikamente –, die es uns ermöglichen, dabeizubleiben.

Wenn der Mensch sich schließlich auf diese Weise zu einem Etappenziel gehetzt und (vorläufig) keine Wünsche mehr hat, ist es in den meisten Fällen so, daß sich eine gähnende Leere vor ihm auftut. Was bleibt ihm dann? Geht es ihm wirklich gut, wenn er »alles geschafft« hat? Oder fällt er nicht viel eher in einen tiefen Abgrund?

Will der Mensch ins Gleichgewicht kommen, so gehört zur Anspannung die Entspannung, wie auf die Systole die Diastole folgt. Ebenso wie das Herz in der Entspannungsphase die Möglichkeit hat, in Ruhe Blut zu sammeln, damit überhaupt etwas zum Auspumpen zur Verfügung steht, müssen auch wir in unserem Leben Phasen der Ruhe einrichten, in denen wir neue Kräfte sammeln und uns auf den Zweck all unseres Tuns besinnen können. Nicht umsonst rangiert der Bluthochdruck unter den Zivilisationskrankheiten an vorderster Stelle. Will er uns doch zeigen, daß wir uns permanent unter Druck setzen und dabei den notwendigen Gegenpol ignorieren und verdrängen.

Eine ähnliche Botschaft signalisiert die Krankheit Asthma. Der Mensch ist durch die einseitige Ausrichtung (Einatmen) so vertieft, daß er die Ruhephase (Ausatmen) unterdrückt. Hochgradige Atemnot tritt ein durch spastische Kontraktion (= Krampf) der feinen Bronchialäste und eine Schleimhautschwellung. Die Situation nimmt einem den Atem, man ist so verspannt, daß man noch nicht einmal mehr die Ruhe und die Kraft hat, um auszuatmen. Wir lassen uns hetzen, treiben und überfordern uns permanent und geben unserer Lunge keine Chance, sich zu entspannen und Kraft zu sammeln für die lebensnotwendige frische, sauerstoffhaltige Luft.

Krankheiten, die aus ständiger Zeitnot erwachsen, befallen nicht nur den Körper, sondern auch die Seele: Der Depressive hat sich nämlich nicht die Zeit genommen, sein Leben in Ruhe zu planen, nicht die Muße, sich selbst zuzuhören und sich ernst zu nehmen.

So bleibt ihm auch keine Zeit, sich selbst zu begegnen. Bis er dann schließlich Angst bekommt vor der Auseinandersetzung mit dem eigenen Selbst. Und die Angst gründet darauf, daß er aus Zeitmangel so viel »Seelenmüll« angesammelt hat, daß er nicht weiß, wo er mit dem Aufräumen anfangen soll. Also ergreift er die Flucht vor sich und seinem »inneren Müllberg«.

Um an dieser Stelle eine Wende einzuleiten, ist es sinnvoll, zunächst einmal eine ganz einfache Bestandsaufnahme zu machen. Jeder Kaufmann weiß, wie wichtig es ist, eine Bilanz zu erstellen. Wird dann doch deutlich, wie es um die Firma steht. Viele Menschen besuchen den Arzt, um Vorsorgeuntersuchungen durchführen zu lassen. Bei der Bestandsaufnahme für den Lebensplan, von dem hier die Rede ist, geht es um etwas Ähnliches, nur daß nicht der Körper, sondern die Seele betroffen ist.

LITERATUR

»Die Erstellung eines Lebensplanes«, in Carl O. Simonton: *Auf dem Wege der Besserung,* Reinbek 1995

Wenn depressive Patienten in meine Praxis kommen, bearbeite ich mit ihnen auch die »Lebensplan«-Übersicht, die auf Seite 35 abgebildet ist. Dort sind sechs Bereiche aufgezählt, für die sich der Mensch genügend Zeit nehmen muß, will er auf Dauer an Leib und Seele gesund bleiben. Schon nach kurzer Überlegung wird den Patienten klar, welche Schwierigkeiten darin liegen, dieses Blatt mit Inhalten zu füllen. Wichtig ist es, zu wissen, daß es jeweils um einen selbst geht. Der Lebenssinn kann und darf sich nicht zum Beispiel auf andere beziehen. Wie gern schreiben Mütter in die erste Spalte etwas über

LEBENSPLAN	
Lebenszweck, Lebenssinn	
Spiel, Hobby	
Bewegung, Sport	
Gesellschaft	
Ernährung	
Kreativität	

die Verantwortlichkeit für die Kinder, zum Beispiel den Ehemann, den Haushalt und die übrige Familie. Genau das ist nicht gemeint.

Ist dieses Blatt nun ausgefüllt, so kommt es vor, daß dem Betreffenden bewußt wird, daß er nicht so recht teilnimmt am Leben, was ihn selbst und seine Wünsche angeht. Dies ist eine wichtige Erfahrung. Ich habe Patienten vor dem leeren Blatt sitzen sehen, tieftraurig oder eher

Gesundheits- und Lebensplan					
Thema	2 Monate	4 Monate	6 Monate	8 Monate	10 Monate
	▓				
	▓	▓			
	▓	▓	▓		
	▓	▓	▓	▓	
	▓	▓	▓	▓	▓

erschüttert, da sie feststellten, daß das Leben – ihr eigenes, wertvolles – gar nicht zum Zuge kommt, da so vieles zugunsten anderer zurückgestellt wird.

Ich rate meinen Patienten dann stets, sich einen Gesundheits- und Lebensplan zu erstellen, um in der Praxis zu erfahren, daß man sich trotz all der Verpflichtungen des Alltagslebens genügend Zeit für sich selbst nehmen kann. Dabei fangen wir mit einer ganz einfachen Maßnahme an, zum Beispiel »jeden Tag eine Stunde Bewegung an frischer Luft«. Dies wird in den Plan eingetragen (siehe Abbildung) und etwa zwei Monate lang geübt. Stellt man nach dieser Zeit fest, daß »die Dinge laufen«, auch wenn man sich nicht in jeder Sekunde um alles kümmert – was in der Regel der Fall sein wird –, geht man zum zweiten Programmpunkt über. Als erstes überprüft man jedoch die Machbarkeit von Punkt eins. Hatte es keine Mühe bereitet, täglich eine Stunde spazierenzugehen, so überträgt man die Maßnahme auch in die Spalte der nächsten zwei Monate. Fühlte man sich aber zeitlich oder sonstwie überfordert, so schränkt man die Zeit ein und trägt eine halbe statt einer ganzen Stunde in den Plan ein. Sodann geht man zum nächsten Punkt über. Hat man zum Beispiel Interesse am Musizieren, könnte man sich vornehmen, eine Flötenstunde in der Woche zu nehmen und täglich zwanzig Minuten zu üben. So nach und nach wird man feststellen, daß trotz der täglichen Verpflichtungen wie der Arbeit oder dem Haushalt und der Kindererziehung doch noch genügend Zeit für einen selbst bleibt. Und klingt der Plan auch noch so simpel, sind diese Erfahrungen doch eine wesentliche Hilfe auf dem Weg der Heilung.

Flucht in »bessere« Welten

Ein weiteres Phänomen in unserer Zeit ist das große Interesse an der Esoterik. Mit dem Boom des einstigen »Geheimwissens« sind Chancen und Risiken verbunden: Einerseits wird die Expansion der Esoterik als der Beginn eines neuen Zeitalters (= New Age) betrachtet, das unserer Welt eine Evolution des Bewußtseins bringt. Man ist der Auffassung, daß die Beschäftigung und die Rückbesinnung auf die alten Weisheitslehren zu mehr Frieden und Harmonie führen und die Auseinandersetzung mit dem jenseitigen Sinn in unser Diesseits bringt. Auf der anderen Seite können die segensreichen Kräfte der Esoterik auch viel Schaden anrichten, wenn sie »unsachgemäß« angewandt werden – ähnlich wie beim »Zauberlehrling« der die Geister, die er beschwor, nicht mehr los wird ...

In meiner Praxis erlebe ich es nämlich immer wieder, daß depressive Menschen zu mir kommen, die sich vor den Krisen des alltäglichen Lebens auf die Flucht begeben und in eine Welt des Phantastischen projiziert haben. Sie leben in einer Scheinwelt, in der sie sich fast nur noch mit Jenseitigem befassen und den Kontakt zum Diesseits fast verloren haben. Sie haben damit ihre »Erdung« aufgegeben und sind dann nirgendwo mehr zu Hause. Zum Jenseits gehören sie noch nicht – solange sie sich in der »Hülle« befinden –, und von der Erde haben sie sich aus eigenem Antrieb entfernt. Damit sind sie heimatlos geworden.

LITERATUR
Ben-Alexander Bohnke: *Esoterik. Die Welt des Geheimen.*
Düsseldorf 1991

Nicht geerdet sein heißt, daß dem Menschen die grundlegenden Energien nicht mehr zur Verfügung stehen – eine Weisheit, die groteskerweise gerade die esoterischen Lehren vermitteln. Die Erde versorgt uns mit Nahrungsmitteln und Energie, und wenn sich der Mensch von ihr abwendet, wird er diese lebenswichtigen Energien irgendwann einmal nicht mehr für sich nutzen können.

Wenn wir hingegen ja zu unserem diesseitigen Dasein sagen und uns den täglichen Krisen stellen, lernen wir auch, die dazu notwendigen Energien in unser Leben zu integrieren. Und wenn wir dabei der Reflexion über den Sinn unseres Lebens sowie über das Diesseits und Jenseits den angemessenen Raum geben, ohne das eine oder andere permanent überzubetonen, schaffen wir ein Gleichgewicht, das in jeder Hinsicht Grundvoraussetzung für die Gesundung ist. Wir leiten damit einen Prozeß ein, aus dem wir am Ende gestärkt hervorgehen.

Unsere Zeit fordert Spezialisten

Kurz vor Ende des Jahrtausends sieht es in der westlichen Welt so aus, daß es für jeden einzelnen erforderlich ist, sich auf ein eng begrenztes Fachgebiet zu spezialisieren, wenn er sich beruflich qualifizieren will. Doch je weiter diese Spezialisierung fortschreitet, um so weiter entfernen wir uns auch aus der Ganzheit. Es besteht die Gefahr, daß wir uns Scheuklappen aufsetzen und nur noch unser Problem sehen. Aber auf dem jeweiligen Gebiet wissen wir Bescheid, besser als jeder andere! Da jeder auf seinem Gebiet besser Bescheid weiß als der andere und auch aus dem Grund, daß wir über verschiedene Dinge sprechen, reden wir aneinander vorbei. Der gemeinsame Nenner ist verlorengegangen.

Dieses Spezialistentum zeigt besonders in der modernen Medizin fatale Folgen. Wie wir wissen, ist der Mensch nicht eine einfache Summe von einzelnen Organen, die unabhängig voneinander funktionieren. Doch fast scheint es so, daß unser Spezialistentum den Menschen genau so definiert. Der HNO-Arzt sieht ihn »vom Kopf her«, der Internist lediglich nur die inneren Organe, der Orthopäde den Bewegungsapparat, der Onkologe weiß alles über Tumoren. »Ist die Galle in 108 versorgt?«, »Was macht die Bandscheibe auf 316?«, »Und die Polypen auf 222?« – derartige Sätze gehören zum Krankenhausalltag und sind keineswegs eine schlechte Parodie.

Man mag solche Verkürzungen mit dem Streß des überforderten Krankenhauspersonals entschuldigen wollen, wobei man allerdings Gefahr läuft, Ursache und Wirkung miteinander zu verwechseln.

Darüber hinaus wird das Wesentliche aus den Augen

verloren: Der Mensch, der die Gallenoperation über sich hat ergehen lassen, hat mit dem Entfernen der Gallenblase noch lange nicht die Lösung des Problems und damit seine Gesundheit zurückgewonnen. Wenn Gallensteine manifestierte unterdrückte Wut oder Schwierigkeiten im Geben und Nehmen sowie die Unfähigkeit, sich zu öffnen, bedeuten können, so sollte er wieder lernen, sein Leben so zu führen, daß die tieferliegende Ursache der Symptome beseitigt und das Auftreten der Krankheitszeichen damit unnötig wird. Und was hier exemplarisch für die Gallensteine gesagt wurde, gilt natürlich auch für alle anderen Krankheiten, äußern sie sich nun seelisch oder körperlich: Erst das Betrachten des gesamten Menschen mit seiner ganzen Geschichte wird den Heilungsansatz deutlich machen können.

LITERATUR

Henry G. Tietze: *Organsprache von A–Z. Durch Körpersymptome seelische Probleme erkennen und behandeln.*
Knaur-Tb. 76027 und 76028

»Zeit ist Geld«

Diesen Spruch hören wir immer wieder und benutzen ihn auch gern; vielleicht sind wir uns seiner Bedeutung nicht immer bewußt, aber dennoch ist er ein aussagekräftiges Symbol für weite Bereiche unseres Denkens schlechthin.

LITERATUR
Michael Ende: *Momo*, Stuttgart 1973

Anschaulich beschreibt Michael Ende in seinem Märchen *Momo* dieses Phänomen, wenn sich Menschen von dem Mammon Geld besetzen lassen. Die »grauen Herren«, eine teuflische Garde von nichtgreifbaren Ungeheuern, ernähren sich von der Zeit der Menschen. Wertvolle, lebendige Zeit, die die Menschen leichtsinnigerweise abgaben, zugunsten eines Phantoms, eines Versprechens, die Zeit für später zu sparen, damit sie ihnen dann mit Zins und Zinseszins zur Verfügung stünde.

Diese Illusion scheint auch im realen Leben in den Köpfen vieler Menschen zu existieren. Sie »schieben« das Leben, den Genuß, die Freude in die Zukunft: »Wenn ich das Abitur habe …«, »Wenn ich erwachsen bin …«, »Wenn ich dann pensioniert bin …« Wer solche Sätze formuliert, lebt nicht im Hier und Jetzt und kann nicht die Qualitäten des heutigen Tages genießen; solche Menschen projizieren alles in die Zukunft, statt sich beizeiten für eine ausgeglichene Lebensweise zu entscheiden, in der genug Platz zum Geldverdienen, aber auch zur notwendigen Sinnsuche und zum »Genießen der Früchte«

vorhanden ist. Denn wir haben keine Option auf die Zukunft in dem Sinne, daß alles so eintrifft, wie wir uns das vorstellen: Was ist, wenn man beispielsweise mit dem Erwachsensein gar nicht klarkommt und diesen Zustand nicht genießen kann, weil man es nicht gelernt hat, Verantwortung für sich selbst zu übernehmen und mit der Freiheit umzugehen? Was ist, wenn der Pensionär den Beginn seines Ruhestands nur ein paar Tage überlebt oder nach Aufgabe der Berufstätigkeit in eine tiefe Sinnkrise fällt?

War dann »alles« umsonst?

Wir müssen abrücken von der lebensfeindlichen Auffassung, die da lautet: »Je mehr ich arbeite, desto mehr verdiene ich; und je mehr ich verdient habe, um so angesehener bin ich. Alles andere hebe ich mir für später auf …« Denn es kann gut sein, daß »später« gar keine Zeit mehr zur Verfügung steht, das viele angesammelte Geld auszugeben. Und gesetzt den Fall, es bleibt doch noch genügend Zeit, gibt es dem Betreffenden vielleicht sehr bald keinen Sinn mehr. Er wird »leer« und zweifelt immer mehr am Sinn und Zweck seines zurückliegenden und gegenwärtigen Lebens. Der depressive ältere Mensch, der »alles« hat und nicht mehr weiß, was er mit sich und seinem Geld anfangen soll, ist ein typischer Gast im Wartezimmer der Therapeuten …

Wenn die gesamte Lebensenergie ins Geld fließt, so bleibt dem Menschen nichts, was ihm wirklich Freude machen kann. Er wird seine Depression über viele Jahre genährt haben, wenn sie zum Ausbruch kommt. Denn die Seele kann seine Gedankengänge nicht »nachvollziehen«. Sie »funktioniert« nach anderen Strukturen und arbeitet nach einem anderen Konzept. Und sie ist mächtiger – der

Mensch kann ihr nicht wider die Natur seinen Willen aufzwingen.

Langeweile oder Ich weiß mit meiner Zeit nichts anzufangen!

Menschen, die sich langweilen, verfügen über Zeit, die sie nicht nutzen. Zum einen haben sie Angst vor dem Alleinsein, Angst vor sich selbst: Man ist dadurch blockiert, und zeigt keine Offenheit für Ideen, die Zeit sinnvoll auszufüllen. Zum anderen setzen gelangweilte Menschen kein Vertrauen in ihre schöpferischen, kreativen Kräfte, die es ermöglichen, Ideen zu entwickeln und zu verwirklichen. »Ich weiß mit meiner Zeit nichts anzufangen« heißt immer auch: »Ich hätte gern jemanden, der mir sagt, wo es langgeht, an den ich mich halten kann, der für mich die Verantwortung übernimmt.«

Wenn Kinder ständig über Langeweile klagen, so sollte das für die Erziehenden ein ernster Hinweis sein. Dies bedeutet nun nicht, daß man dem Kind die Langeweile »nehmen« darf, indem man sich als Showmaster aufführt. Das Kind muß die Langeweile und damit sich selbst kennen- und aushalten lernen, damit es Wege findet, seine Zeit zu erfüllen. Wir können und müssen dem Kind dabei Hilfestellung leisten und Anregungen geben, Reize schaffen, die es anspornen, den Zustand der Monotonie aus eigener Kraft heraus zu überwinden. Keinesfalls sollte es jedoch so weit kommen, daß wir das Kind permanent mit irgendwelchen Ablenkungsmanövern beschäftigen. Damit nähmen wir ihm die Gelegenheit, in diesem grundlegenden Entwicklungsstadium einen wesentlichen

Teil seiner Persönlichkeitsstruktur auszuformen, der für die Aufrechterhaltung seines seelischen Gleichgewichts von Bedeutung sein wird. In dem Zusammenhang möchte ich noch auf ein Phänomen unserer Zeit hinweisen, das mit dem Begriff »Verwöhnungsschaden« treffend einen möglichen Auslöser der Depression beschreibt. Diese in den industrialisierten Ländern weitverbreitete »Krankheit« treibt besonders Jugendliche in den Zustand der Niedergeschlagenheit, weil sie alle ihre Wünsche erfüllt bekommen und damit übersättigt sind. Sie haben alles und bekommen, was sie sich wünschen oder sogar verlangen. Irgendwann stellen sie sich die Frage nach dem Sinn, weil ihnen nichts mehr bleibt, wofür sie sich engagieren oder begeistern könnten. Menschen hingegen, die um ihre Existenz kämpfen müssen, werden in der Regel nicht so leicht depressiv, weil ihr Tun einen tiefen, einen lebensnotwendigen (die Not wendenden) Sinn hat.

Der Stellenwert des Glaubens

Es ist schon fast verpönt, in der heutigen Zeit von Gott zu reden. Gott ist nicht mehr »in«. Allein die Zahl der Kirchenaustritte zeigt, welchen Stellenwert die christliche Religion im ausgehenden 20. Jahrhundert hat.
Geblendet vom Erfolg des technischen Fortschritts, meint der Mensch auch ohne eine Rückbindung (so lautet die wörtliche Übersetzung des Begriffs *religio*) an die Quellen seines Seins auskommen zu können. Er glaubt nicht mehr daran, daß all unserem Tun und Sein eine tiefere Wahrheit zugrunde liegt, daß es eine »Instanz« gibt, die unser ganzes Wesen durchdringt und der wir uns bedin-

gungslos anvertrauen können, ob wir sie nun »Gott«, »Allah« oder einfach nur »höhere Macht« nennen.

Damit beraubt er sich auch der Möglichkeit, einen Sinn in jenen Ereignissen zu erkennen, die sein Fassungsvermögen übersteigen, und einen Teil der Sorgen, die auf seiner Seele lasten und ihn »aufzufressen« drohen, im tiefen Vertrauen einer »höheren Instanz« zu überantworten.

LITERATUR

Ute York: *Die Botschaft der Wunder. Wenn der Glaube Berge versetzt*, Delphi bei Droemer Knaur, München 1997

Welche Heilungskräfte von dem Vertrauen in Gott ausgehen können, erfahren wir nicht nur aus der Bibel, die von den Wunderheilungen Jesu berichtet. Sondern auch heute noch lesen wir immer wieder von Menschen, die durch ihren Glauben von Krankheiten geheilt wurden, die laut ärztlicher Diagnose eigentlich hätten tödlich verlaufen müssen. Die offizielle Medizin nennt dies dann »unerklärliche Heilungen«, oder »Spontanremissionen«; aber im Grunde ist damit dasselbe gemeint, wie wenn wir von Wundern sprechen. »... so war meine Heilung nur der Anfang meiner immer tieferen Einsicht in das Wesen Gottes und des Lebens.« Dies schrieb beispielsweise ein Mann, der an Leukämie erkrankt war und nach Auffassung der Ärzte nur noch kurze Zeit zu leben hatte.

Die genaue »Technik« bzw. der Name für das Rufen nach Hilfe von einer höheren Macht ist dabei nicht von entscheidender Bedeutung. Ob wir zu Gott oder Allah beten oder uns in tiefe Meditation begeben – wichtig ist der

Versuch, aus einer anderen Quelle Kraft zu erhalten, damit wir unser Leben meistern. Wir werden dann aus unserem tiefsten Inneren Energie gewinnen, die uns stark macht, ein Ziel in unserer scheinbar sinnlosen Existenz zu erkennen und auch Hürden zu nehmen, die wir für unüberwindbar hielten. Diese Kraftquelle ist auch unsere Selbstheilungsquelle.

3 Depression: der Spiegel unseres gesellschaftlichen Umfeldes

Die Depression ist eine Zivilisationskrankheit

LITERATUR

Dominique Lapierre: *Stadt der Freude,* München 1985

Das Buch *Stadt der Freude* schildert auf eindrucksvolle Weise das Leben der Ärmsten der Armen in Kalkutta, also in einer Stadt, in der man alles andere als Freude erwarten würde. In diesem Zusammenhang erscheint das Phänomen der Depression in der reichen westlichen Welt in einem anderen Licht. Die Menschen in Indien können verzweifelt sein oder tief traurig, weil sie ihrem täglichen Lebenskampf nicht gewachsen scheinen. Aber sie sind nicht depressiv in dem Sinne, wie wir es in unserer Gesellschaft beobachten, sondern eher ähnlich wie in Deutschland, direkt nach dem Krieg, wo nach einer relativ kurzen Phase der Lähmung damit begonnen wurde, mit den Trümmern aufzuräumen. In dieser Zeit litten die Menschen sehr selten an Depressionen.

Armut ist kein sinnentleerter Zustand, denn es bleibt die Aufgabe, den Lebenskampf zu meistern – und auch zu gewinnen. Dort, wo es um das reine Überleben geht, sind diese Menschen gezwungen, im Hier und Jetzt zu leben.

Sie entwickeln kein Konzept, das sie von ihrem Lebensziel ablenkt, wie es in den industrialisierten Gesellschaften der Fall ist: Wir sind so saturiert, daß wir erst Bedürfnisse wecken müssen, um sie dann zu erfüllen.

Damit sollen die Zustände in der sogenannten Dritten Welt oder in anderen Gebieten, in denen die Armut weit verbreitet ist, natürlich nicht schöngeredet werden. Vielmehr geht es darum, anhand der Unterschiede herauszuarbeiten, welche Kennzeichen unserer Gesellschaft die Entwicklung einer Depression begünstigen.

Wir bezeichnen uns als zivilisiert und hochtechnisiert. Alles andere, was nicht unseren Normen entspricht, ist zweit- oder sogar drittrangig. Der Begriff »Dritte Welt« bringt dies beredt zum Ausdruck. Er ist so selbstverständlich geworden, daß wir das Bild, das wir damit zeichnen, noch nicht einmal mehr in Frage stellen. Reden wir von der Dritten Welt, so stehen wir ganz oben und schauen herab auf die Niederen. Sehen wir einmal davon ab, daß die Aufrechterhaltung unseres Lebensstandards nur noch auf Kosten ebendieser Länder möglich ist, müssen wir uns die Frage stellen: Was macht unser »Ganz-oben-Sein« denn aus? Welche Inhalte gehören dazu?

An oberster Stelle steht der »Wohlstand«, die Vorstellung von der Machbarkeit, alles in den Griff zu bekommen, die Natur zu beherrschen, sie sich untertan zu machen und gemacht zu haben. Wir haben im Gegensatz zu den Menschen in den armen Ländern eine Technologie entwickelt, mit der wir uns einerseits das Leben um ein erheblich erleichtern, andererseits jedoch auch die Macht besitzen, uns selbst und andere zu zerstören.

Neben der Bedrohung, die von unserer technisierten Gesellschaft mit all ihren Manipulationsmöglichkeiten ausgeht, haben wir uns auch eine künstliche Welt geschaffen, in der wir wesentliche Bestandteile des Lebens »ausblenden« zu können glauben. Als Allegorie für diesen Zustand könnte man kaum ein besseres Beispiel als die Existenz von Einrichtungen wie Disneyland etc. anführen. Wohin eine solche einseitige Orientierung führt, haben wir inzwischen schon mehrfach angeführt: Wir geraten aus der Balance.

Des weiteren sind wir stolz auf unseren Sozialstaat, der so in ärmeren Ländern nicht existiert. Jeder hat ein Recht auf Sozialhilfe, wenn er selbst nicht mehr für sich sorgen kann. Dagegen ist im Prinzip natürlich nichts zu sagen. Aber es darf auch nicht übersehen werden, daß dem Menschen damit ein Stück Eigenverantwortlichkeit genommen und Abhängigkeit »gegeben« wird. Dabei hat doch schon die Erfahrung mit den »Entwicklungsländern« gezeigt, daß Unterstützung nur dann sinnvoll ist, wenn es sich um Hilfe zur Selbsthilfe handelt.

Darüber hinaus ist die Situation des Sozialhilfeempfängers mit einem Ansehensverlust verbunden. Wenn wir nun schon mal in dieser hochtechnisierten Gesellschaft leben, so möchten wir doch auch an ihr teilhaben.

Schließen wir neue Bekanntschaften, so gehört der Beruf des Betreffenden zu den ersten Informationen, die wir über ihn in Erfahrung bringen wollen. Wir fragen damit nach seiner Stellung in der Gesellschaft und bewerten ihn nach Kriterien, die nur zum Teil etwas über seine Persönlichkeit und seine Einstellung zum Leben aussagen.

Der depressive Mensch muß erkennen, warum er von den gesellschaftlichen Normen abweicht. Wenn es unerfüllbare, vorgegebene Ansprüche sind, an denen er zu scheitern glaubt, muß er eigene Vorstellungen davon entwickeln, wie sein Leben aussehen soll.

Aus der Praxis kann ich von vielen Fällen berichten, wie depressive Menschen darunter leiden, »ver-rückt« zu sein bzw. für verrückt gehalten zu werden. Damit drücken die Patienten aus, daß sie nicht mehr in die Norm passen, aus ihr herausgerückt sind. Und sie beschreiben auch deutlich, was sie denn als außerhalb der Norm betrachten: daß sie nichts mehr taugen, nicht arbeitsfähig sind, daß sie zu erschöpft und zu schwach sind, nicht mehr belastbar und damit zu nichts mehr »nütze«. Nach unserem Menschenbild sind wir offensichtlich nur dann zu etwas »nütze«, wenn wir Geld verdienen, einen bestimmten Lebensstandard schaffen, arbeitsfähig sind und vielleicht sogar besser als die anderen. Bricht die Basis für dieses Leben – meist durch Krankheit – zusammen, dann gibt es scheinbar keinen Sinn mehr. Nur wenn der Mensch funktioniert im Getriebe der großen Maschinerie, so ist er auch wertvoll.

Eigentlich paßt es nicht in unsere patriarchalische Gesellschaft, daß aus ebendiesen Gründen jetzt auch immer mehr Männer depressiv werden. War doch die Depression immer eine Frauenkrankheit, die vermeintlich vornehmlich im Klimakterium auftrat. Damit hatte man(n) eine schöne Erklärung. Frauenkrankheiten haben seit jeher etwas Anrüchiges, etwas, womit die Männerwelt sich nicht ernsthaft beschäftigen mußte. Man nahm es so hin, es ging einen aber eigentlich nichts an. Die Migräne gehörte ebenso in diese Kategorie, bis auch die Männer zugaben, daß sie an dieser Krankheit leiden können.

Individualität ist gefragt

Wir dürfen unseren vorgegebenen oder selbstgesteckten gesellschaftlichen Normen nicht erlauben, zuviel Macht über uns zu gewinnen. Für jeden Menschen muß es möglich sein, seinen eigenen individuellen Lebensplan zu gestalten. Erst dadurch wird das Dasein farbenfroh, nuancen- und facettenreich. Es gibt kein kategorisches Falsch und Richtig, wenn ein Mensch in der Lage ist, sein Leben selbst in die Hand zu nehmen und Verantwortung für sich und die Schöpfung zu übernehmen. Die Welt wird durch Neuschöpfungen weitergebracht und nicht durch das Verharren in Normen, die nicht hinterfragt werden und deren Sinn vielfach gar nicht mehr zu entdecken ist.

Orientierungen sind natürlich wichtig, ganz sicher nicht nur in der Entwicklung. Aber sie sind lediglich dafür sinnvoll, den eigenen Weg zu finden und diesen dann auch zu verantworten. Vorbilder dürfen uns dabei begleiten, aber auch dies nur zur Orientierung. Vor allem darf der Mensch selbst entscheiden, an welchen Vorbildern er sich orientiert, von wem er etwas lernen soll und was er lernen will. Denn jeder soll sein Leben frei und selbstbestimmt führen. Je mehr Normen wir aufstellen, ohne sie zu hinterfragen, um so unfreier werden wir in unseren Entscheidungen.

Damit ist nicht gemeint, daß wir egoistisch und selbstgerecht unsere Ideen und Pläne, ohne Rücksicht auf andere durchsetzen. Natürlich sind wir eingebunden in die Gesamtheit, sind Teil des Ganzen, das wir mittragen, sind verantwortlich für die Gemeinschaft, zu der wir gehören. Es geht vielmehr darum, klarzustellen, daß es nicht ausreicht, für die Gemeinschaft dazusein, wenn kein eigener Lebensplan existiert. Nur aus dem Miteinander von eigenem Leben und der Verantwortung für die Gemeinschaft wird der Mensch ganz. Es ist so, wie Oscar Wilde in seinem Roman *Das Bildnis des Dorian Gray* schon Ende des vorigen Jahrhunderts schrieb:

LITERATUR

Oscar Wilde: *Das Bildnis des Dorian Gray,*
Frankfurt am Main 1985

»Jeder Einfluß ist unmoralisch – unmoralisch im wissenschaftlichen Sinne. ... Weil derjenige, der einen anderen Menschen beeinflußt, ihm seine eigene Seele aufdrängt. Damit denkt der Beeinflußte nicht mehr seine natürlichen Gedanken und glüht nicht in seinem natürlichen Feuer. Seine Tugenden gehören nicht wirklich ihm. Seine Sünden, wenn es so etwas wie Sünden gibt, sind geborgte. Er wird ein Echo der Musik irgendeines Fremden, Schauspieler einer Rolle, die nicht für ihn geschrieben wurde. Das Ziel des Lebens ist Selbst-Entfaltung. Seine eigene Natur vollkommen zu verwirklichen – dafür ist jeder von uns da. Die Menschen von heutzutage haben Angst vor sich selbst. Sie haben die höchste aller Pflichten vergessen, die Pflicht, die man sich selbst gegenüber hat. Natürlich sind sie wohltätig. Sie nähren den Hungrigen und kleiden den Bettler. Aber ihre eigenen Seelen sterben Hungers und sind nackt. Der Mut ist unserm Geschlecht verlorengegangen. Vielleicht haben wir ihn nie wirklich besessen. Die Furcht vor der Gesellschaft, die die Grundlage der Moral ist, die Furcht vor Gott, die das Geheimnis der Religion ist – das sind die zwei Dinge, die uns beherrschen. Und doch glaube ich, wenn ein einziger Mensch sein Leben völlig und ganz ausleben wollte, jeder Empfindung Form, jedem Gedanken Ausdruck, jedem Traum Wirklichkeit geben wollte – ich glaube, die Welt erhielte einen solchen Schwung von Freudigkeit, daß wir all das Siechtum aus den Zeiten des Mittelalters vergäßen.«

Seit dem Erscheinen dieses Buches 1891 hat sich an dem Verhalten der Menschen und damit an der Wahrheit dieser Aussage im Prinzip nichts verändert. Nur, daß in dieser Zeit die Depression als ernstzunehmende Krankheit zugenommen hat …

Das Ziel des Lebens ist also Selbstentfaltung. Der selbstbestimmte Mensch ist gefragt, nicht der beeinflußte, der fremdbestimmte. Denn ob er nun einem unerfüllbaren »Schönheitsideal« nacheifert oder die Meinungen anderer übernimmt und sie kritiklos nachplappert, er unterdrückt damit sein Selbst und seine Bestimmung. Wenn er jedoch in der Anpassung und Beeinflußbarkeit gar nicht mehr merkt, daß er unfrei ist und fremdbestimmt, wenn er es noch nicht einmal wahrhaben will, falls man ihm sagt, was für eine Rolle er spielt, so kann ihn offenbar nur noch die eigene hilferufende Seele zurückführen auf den eigentlichen Weg. Und die Seele kann sich in den meisten Fällen nur bemerkbar machen, wenn sie sich im Leiden artikuliert.

Ein Programm, das dabei helfen kann, unser Leben wieder in die eigene Hand zu nehmen, sind die »Zwölf Schritte« der Anonymen Alkoholiker. Dieses Konzept hat sich nicht nur bei Suchtkranken bewährt, sondern auch vielen anderen Menschen einen Weg aus der Abhängigkeit heraus gezeigt (siehe auch Seite 94).

Die Seelen der Menschen inszenieren die Krankheiten, die zum Zeitgeist der Gesellschaft passen und die kritische Lage zum Ausdruck bringen. Der Zustand des Ganzen wird auf vielen Ebenen gespiegelt, und die Krankheit ist eine Form, die uns unerbittlich auf das Wesen zurückwirft, wenn wir uns meilenweit entfernt haben von dem, was wir bei der Geburt als Lebensplan mitbekommen hatten. Sehen wir uns unsere Krankheiten genau an, so haben wir die Bilanz für unser Tun. Ist Haben und Sein in Einklang gebracht? Ist Innen und Außen im Gleichgewicht? Vor diesen Fragen kann sich niemand mehr drücken, der an einer Depression leidet, und wer nicht an einer Depression erkranken möchte, kann ihnen nicht ausweichen.

Müll in der Umwelt – Müll in der Seele

Es ist schon unglaublich, was der Mensch in unserer Wohlstandsgesellschaft alles in Kauf nimmt, letztendlich auf Kosten seiner Gesundheit und damit seiner Lebensqualität. So nimmt er Unmengen von Müll hin, um teilzuhaben an dem ungeheuren Warenangebot. Er nimmt die Verschmutzung der Luft, der Nahrungsmittel und des Wassers in Kauf, da er über alles verfügen möchte: das Reisen im Flugzeug und im Auto und die Teilnahme am Wohlstand und am Überfluß. Er möchte mehr besitzen, als er braucht, und zu denen gehören, die sich alles leisten können. Er nimmt das Übermaß an Strahlungen und Elektrosmog in Kauf, denn er will sich auf keinen Fall einschränken müssen.

Die Situation in Gesellschaft und Umwelt ist ein Spiegel unserer Seele.

Dem Menschen der Leistungsgesellschaft werden die Grenzen immer mehr bewußt, die seinem ungestümen Freiheitsstreben ohne Rücksicht auf die Natur gesetzt sind: Die Erde ist nicht unbegrenzt ausbeutbar, der giftige Müll nicht mehr zu entsorgen, die übermäßige Strahlenbelastung nicht mehr zu verkraften. Wir erkennen, was wir angerichtet haben, und bekommen Angst vor Katastrophen, Angst vor den eventuellen Reaktionen, die nun doch nicht in unserer Macht liegen und deren Ausmaß wir nicht mehr abschätzen können. Jetzt wäre es an der Zeit, Verantwortung zu übernehmen und daran zu arbeiten, daß sich etwas an der Situation ändert. Statt dessen möchte man mit dem ganzen Dilemma, an dem man ja nicht unschuldig ist, nichts zu tun haben und macht andere dafür verantwortlich: Politiker, Manager und dergleichen mehr. Und tatsächlich findet man auch immer jemanden, auf den man die Verantwortung schieben kann bzw. der behauptet, sie übernehmen zu können. Da sitzt der Mensch nun gemütlich in seiner Wohnung und schimpft am Abend vor dem Fernseher über die Politiker, die doch viel mehr tun müßten und viel härter durchgreifen sollten. Am Wochenende wird er dann, wie immer, in sein Auto steigen, mit seiner Familie an die See fahren und Müll und Abgase produzieren. Diese – zugegeben vereinfacht dargestellte – Situation der Wohlstands-und-Leistungs-Gesellschaft symbolisiert exakt den Seelenzustand eines depressiven Menschen unserer Zeit. Ebenso wie wir mit Unmengen Müll den Energiefluß der Erde stören, den natürlichen Kreislauf blockieren und somit ganze Bereiche des Lebens abtöten, belasten wir unser Sonnengeflecht über eine lange Zeit mit nicht aufgearbeiteten Gefühlen. Irgendwann wird das Maß voll sein, und Aufräumarbeiten sind dringend not-wendig. Finden wir keinen Weg zur Aufarbeitung der vielen Unterdrückungen, so kann auch in der Seele keine Energie mehr fließen – wie bei einem Fluß, der mit Müll zugeschüttet ist. Doch ebenso, wie das Wasser sich einen neuen Lauf suchen wird, sucht die Seele einen Weg, auf ihren Zustand aufmerksam zu machen, indem sie dem Menschen Krankheitssymptome schickt. Dabei können wir unserem Selbst nicht ausweichen. Es sind »Müllberge« entstanden, die sehr schwer abzutragen sind und die die Seele schreien lassen. Doch wenn wir den

»Müll« nicht entsorgen, manifestieren wir unsere Depressionen um so mehr.

»Alles fließt.« Dieser Satz, der auf Heraklit (um 500 v. Chr.) zurückgeführt wird, besagt, daß im Leben ständig alles im Fluß ist und sein muß.

Dabei kann uns kein anderer Mensch die Arbeit abnehmen, nur die Eigeninitiative zählt. Auf niemanden können wir den aktiven Part verschieben: weder auf den Partner noch auf den Arzt oder Therapeuten. Diese Menschen können Hilfestellung geben, die Hauptarbeit jedoch liegt beim Patienten selbst.

Selbstverantwortung übernehmen heißt, voll und ganz in Eigenverantwortung am eigenen Thema zu arbeiten. Dabei helfen uns auch keine chemischen Präparate, dämpfende oder stimmungsaufhellende Medikamente, die durch ihre Nebenwirkungen viele neue Symptome schaffen, die man dann wieder »bekämpfen« muß, bis der Körper aus einem maroden Netzwerk von Krankheitsanzeichen besteht und das eigentliche Problem verschleiert, aber nicht verschwunden ist. Auch hier haben wir eine Menge »Müll« angehäuft.

Die Lösung kann also nur lauten, daß der Mensch, der an Depressionen leidet, sich seiner Blockaden bewußt werden muß. Schaut er seine Angst an, dann muß er ganz genau hinsehen, welches Thema diese Angst hat. Wenn der Depressive beispielsweise merkt, daß er Angst hat, seine Gefühle zu zeigen, dann muß er herausfinden, um welche Gefühle es sich handelt. Wenn er das weiß, kann er auch etwas ändern. Er muß es tun, wenn er gesund werden will. Keiner kann sich davor drücken. Er muß sich mit sich selbst und seinem »Müll«, den er gespeichert hat, den Wunden, die seiner Seele geschlagen wurden, auseinandersetzen. Nur er allein kann sich von seinem Unglück befreien, andere können wie gesagt nur Hilfestellung leisten.

Dabei hat es keinen Sinn, und es hilft dem Kranken überhaupt nicht, wenn der Arzt Mitleid mit dem Patienten zeigt. Es hilft ihm auch nicht, wenn der Partner vor Mitleid zerfließt. Im Gegenteil. Damit würde man dem Kranken zusätzlich einen Dolch mitten ins Herz stoßen und ihn endgültig vernichten. Nur mit Ehrlichkeit kann ich den Depressiven aufrütteln. Wenn ich ihm sage: »Du tust mir so leid, wie ist es schrecklich, was dir passieren konnte, ich werde sehen, was ich für dich tun kann«, läßt er sich wieder fallen. Er denkt: »Wie schön, daß da jemand ist, der mir hilft, der weiß, wie ich gerettet werden kann.« Und er verharrt in seiner Passivität, wird weiter erdrückt von all dem angesammelten »Müll« – oder entdeckt in unserem Verhalten eventuell noch eine Möglichkeit, uns zu manipulieren und damit von seiner eigenen Lernaufgabe abzulenken.

4 Angst als Ursache der Depression

Angst zeigen ist verpönt

Angst spielt in unserem Leben eine große Rolle, obwohl der Mensch der Rollenverantwortung zufolge nicht zugeben darf, daß er Angst hat. Wir leben in dem Irrglauben, daß in einer Zeit, in der scheinbar alles machbar, alles besiegbar und alles zu versichern ist, Angst keinen Stellenwert haben darf. Also ist das erste Gebot, angstfrei zu sein oder sich wenigstens so zu geben.

Und was geschieht nun, wenn die Angst sich dennoch bemerkbar macht, wenn sie nicht mehr zu unterdrücken ist, wenn sie uns krank macht? Die Symptome sind immer wieder dieselben: In der Depression fühlt der Kranke die Angst im Solarplexus, wie sie aufsteigt, sich Gehör zu verschaffen sucht durch Unruhe und Erregung. Einige beschreiben diese Angst als Krake, die das Herz umklammert, andere als undefinierbare Macht, die den ganzen Körper ausfüllt und auf allen Ebenen Schmerzen verursacht. Wieder andere spüren aufgrund der »Existenz« des besitzergreifenden Ungeheuers Kälte, oder sie erzählen, daß sich der Solarplexus wie ein Stein anfühlt.

Dieser Konfrontation mit der Angst will der Mensch entfliehen. Der Versuch, der Angst zu entgehen, macht ihn unruhig. Ein typisches Symptom ist das unstete Aufund abgehen ohne Ziel, ohne Sinn. Dem Kranken geht es nun so schlecht, daß er glaubt, allein mit Hilfe von Psychopharmaka überdauern zu können. Doch dadurch wird alles, wie wir wissen, nur noch schlimmer …

Allein die Konfrontation mit der Angst kann die Lösung des Problems sein. Auch wenn es unwahrscheinlich klingt, die Praxis gibt uns recht. Der Angst zu begegnen heißt, ihr standzuhalten, nicht wegzulaufen. Der depressive Mensch ist über Jahre vor seiner Angst geflohen. Jahrelang ist es womöglich »gutgegangen«. Doch wir kennen das Bild vom Maß, das irgendwann mal voll ist und überläuft.

In dem Moment, da wir in der Lage sind, die Angst anzusehen, sind wir auch fähig, das Thema, das die Angst in sich birgt, zu erkennen. Wird dieser Grund benannt, laut und deutlich, stellt sich also der Mensch endlich seinem Thema, so wird er auf Dauer auf die Medikamente verzichten können. Der Weg ist dann, die Angst loslassen zu lernen.

Ein Beispiel, wie das geschehen kann, soll das Gesagte verdeutlichen. Bei der Behandlung einer Patientin mit Jin Shin Jyutsu – einer japanischen Energietherapie, die Blockaden auf den Meridianen löst und die später noch ausführlicher beschrieben wird – stieg die bewußt gewordene Angst wie erwartet vom Solarplexus in den ganzen Körper und lähmte ihn. Die Patientin spürte ungeheure Schmerzen. Ich bat sie, das »Ungeheuer«, das sie lähmte, zu beschreiben. Das fiel ihr wegen der Schmerzen schwer, sie schrie und weinte laut. Ich blieb geduldig und fragte immer wieder nach dem »Gespenst«. Nach einer Weile beschrieb die Patientin dieses Gespenst als grauschwarzes Ungeheuer, das ihr die Luft abdrücke und sie nicht atmen und existieren lassen wolle.

An dieser Stelle ging es darum, herauszufinden, welche

Situationen in ihrem Leben ihr die Luft nahmen, wo sie sich gelähmt fühlte. Das Herausarbeiten dieses Musters würde dann auch den Krampf wieder lindern, vielleicht sogar lösen. An dem Tag, an dem wir die Therapie durchführten, wurde ihr klar, daß ihr größtes Problem war, nicht ernst genommen zu werden, und sie dadurch nicht die Freiheit hatte, Dinge durchzusetzen, einfache Aufgaben zu bewältigen und Klarheiten zu schaffen.

Diese Patientin bat ich, laut und deutlich den Satz »Ich liebe mich selbst« zu sagen. Mit dieser Aufgabe wurden dann alle Muster deutlich. Sie weigerte sich und gab mir zu verstehen, daß sie sich ja gar nicht lieben könne, so wie sie sei. Es würde doch hinten und vorne mit ihrem Leben nicht stimmen. Sie sei doch noch nicht einmal in der Lage, den normalen Alltag zu meistern. Alle Kleinigkeiten würden zu einem Problem, und wenn sie dies spürte, würde sie zusätzlich noch ausrasten. Erstaunlich, so meinte sie, daß ihre Familie das aushielt.

Ich bat sie, diese Hemmnisse laut und deutlich zu formulieren, und machte mit ihr die Übung, die die feinstoffliche Ebene des Körpers »aufräumen« helfen sollte. Danach ging es ihr erheblich besser. Die Übung ist geschaffen für Problemsituationen. Jeder ist in der Lage, sie auszuführen. Und die Erfahrung zeigt, daß die Beruhigungstropfen mit der Zeit überflüssig werden. Nach und nach löst der Mensch sein Angstmuster auf (Geduld!) und reinigt sich von seelischen »Müllablagerungen«.

Diese passende Übung zur Befreiung von Ballast und negativen Mustern aller Art, die das Leben erschweren, verläuft wie folgt:

1. Zuerst wird der Idealzustand formuliert: »Ich bin voller Selbstvertrauen.«
2. Danach wird bei geschlossenen Augen eine Seifenblase visualisiert. In diese hinein werden alle Sorgen und alle Ängste »gejammert«, wie zum Beispiel »Das kann ich nicht leisten, ich habe doch versagt, alle anderen sind besser als ich …«. Dieses Jammern sollte laut geschehen.
3. Nun wird diese Seifenblase wie von unsichtbarem Wind fortgeweht. Damit sie verschwindet, helfen wir mit tiefem Ausatmen oder besser mit kräftigem Pusten nach.
4. Damit befreien wir uns nach und nach von unseren krankmachenden Mustern und können neu beginnen.

Angst vor dem Sterben

LITERATUR

Elisabeth Kübler-Ross: *Reif werden zum Tode*, Stuttgart 1984

Carl O. Simonton: *Auf dem Weg der Besserung*, Reinbek 1995

Wir sind es in unserem Kulturkreis nicht mehr gewohnt, über das Sterben und den Tod nachzudenken, geschweige denn, darüber zu reden. Dieser Verdrängungsmechanismus führt dazu, daß wir verlernen, mit dem Tod umzugehen und ihn als etwas ganz Natürliches zu betrachten, das zu unserem Leben gehört, ja ihm erst seinen Sinn gibt.

Menschen, die keine Angst vor dem Tod haben, werden in den seltensten Fällen depressiv, da sie ihr Leben freudiger, bewußter und unbelasteter angehen. Die Verringerung der Angst vor dem Tod setzt Kräfte frei, die mehr Energien zum Leben verleihen. Wir müssen den Tod als unseren ständigen Begleiter annehmen und akzeptieren. Dadurch werden wir uns darüber bewußt, daß wir im Hier und Jetzt, im Augenblick zu leben haben, klar und bestimmt, selbstverantwortlich und kraftvoll. Es bleibt dann gar keine Zeit mehr für die Entwicklung einer Depression.

Aber da es sie nun einmal gibt, die Angst vor dem Tod, müssen wir uns fragen: Wie werde ich sie los, diese Angst vor dem Sterben und dem Tod? Dies kann nur geschehen, wenn ich mich mit dem Thema auseinandersetze und für mich selbst Klarheit gewinne.

Es ist zunächst wichtig, zu durchschauen, daß die in unserem Kulturkreis vorherrschenden Vorstellungen vom Tod recht ungesund sind. Hier glaubt man in der Regel, daß Sterben eine lange, schmerzhafte Erfahrung sei, auf die wir keinen Einfluß haben. Der Tod ist danach eine Niederlage, wir haben also verloren, wenn wir sterben. Also verleugnen wir ihn, tun wir so, als gäbe es ihn nicht. Wohin eine solche Verdrängung schließlich führt, haben wir an anderen Beispielen schon erörtert.

Wenn man sich mit diesem Thema befaßt, so sollte man sich folgende Fragen stellen:

1. Was habe ich für eine Meinung über das Sterben und über den Tod?
2. Wie wird mein eigenes Sterben sein?
3. Was geschieht nach dem Tod?

LITERATUR

Ian Stevenson: *Reinkarnation. Der Mensch im Wandel von Tod und Wiedergeburt. 20 überzeugende und wissenschaftlich bewiesene Fälle*, Freiburg[5]1986

Eine besondere Hilfestellung geben uns die Bücher von Elisabeth Kübler-Ross und Raymond Moody, die sich seit Jahrzehnten mit dem Thema Tod und Sterben befassen, und wir sollten versuchen, von ihren Erfahrungen zu profitieren.

Ich will versuchen, ihre Thesen einmal kurz zusammenzufassen:

Man kann sein Sterben ebenso beeinflussen wie sein Leben. Wenn Sie auf eine bestimmte Art sterben wollen, dann ist es wichtig, auf ebendiese Art zu leben. Der Tod ist eine kurze Übergangsphase zwischen dem leiblichen Leben, wie wir es kennen, und einer Existenz, die nach ihm kommt. Der Tod ist das Ende der leiblichen Existenz, wie die Geburt ihr Anfang war. Nach dem Tod wird Ihr Wesen oder Ihre Seele weiterleben, und zwar in einer Form, die wünschenswert ist.

Menschen, die von der Wiedergeburt überzeugt sind, fühlen sich eingebunden in die Ewigkeit, sie sind immer existent, mal in einem Körper, mal außerhalb des Körpers, aber die Seele bleibt sich selbst bewußt.

Die Reinkarnationstheorie war zu Jesu Zeiten weit verbreitet, wie wir dem Neuen Testament entnehmen können. In Matthäus 16, 13–14 ist beispielsweise davon die Rede, daß Johannes der Täufer eine Wiedergeburt von Elias war. Dieser Gedanke wird in Matthäus 11, 11–15 wiederholt; und in Matthäus 17, 10–13 lesen wir, daß Jesus die Reinkarnation anerkennt. Auch die meisten frühen Kirchenväter bestätigten die Reinkarnation.

Auf dem fünften ökumenischen Konzil im Jahr 553 in Konstantinopel setzte Kaiser Justinian jedoch durch, daß diese Auffassung nicht von der offiziellen Kirche vertreten werden darf. Wir wissen nicht, was seinerzeit mit den Texten des Alten und Neuen Testaments geschah, sicher ist aber, daß sie revidiert wurden. Wenn Jesus mehr über die Wiedergeburt gesagt hat, können wir es über diese Quellen nicht mehr in Erfahrung bringen, sieht man einmal von den Andeutungen ab, die in später entdeckten, allerdings unautorisierten Quellenschriften gemacht wurden.

»Bei der Vorbereitung zur Reise geht es darum, stark, moralisch und gesund zu werden, aber auf der Reise selbst geht es darum, die großen Mysterien des Lebens – Tod, Leidenschaft, Geburt, Erschaffung – als Mysterien zu erleben.«
Carol S. Pearson: *Die Geburt des Helden in uns,*
Knaur-Tb. 86018

Die Reinkarnationstheorie hat also nicht nur in fast allen nichtchristlichen Religionen ihren festen Platz, sondern ursprünglich auch in unserer Kultur. Darüber hinaus gibt es zahlreiche Hinweise, die sämtlich auf die eine oder andere Weise dafür sprechen, daß der Tod nicht der Schlußpunkt hinter allem ist. Die Existenz unkörperlicher Bewußtseinszustände und die geprüften und beglaubigten Berichte über frühere Leben sind nur wenige

Beispiele, die uns signalisieren, daß es keinen Grund gibt, den Tod zu fürchten.

Also schauen wir die Angst vor dem Tod und dem Sterben an. Beschäftigen wir uns damit, nehmen wir der Angst die Macht, und werden wir frei von ihr. Meditieren wir über das Sterben, meditieren wir über den Zustand, der uns im Jenseits erwartet, bauen wir uns unseren Garten Eden in der Vorstellung auf, und wir werden uns wundern, wenn wir in der Sterbestunde diesen Garten betreten dürfen, in aller Freiheit, zufrieden und angstfrei.

Angst vor dem Versagen und Existenzangst

Der Mensch hat in unserer Zeit hohe Ziele, was seine Pflichten und Aufgaben in der Gesellschaft betrifft. Wir sind auf der einen Seite freie, selbstbestimmte Geschöpfe mit allen Möglichkeiten, doch verbauen wir uns diese im gleichen Atemzug, indem wir uns an ungeschriebenen, jedoch von Menschen gemachten Gesetzen orientieren, denen wir uns kritiklos unterwerfen.

Wir haben uns so einiges vorgenommen. Man möchte dazugehören, zu denen, die etwas besitzen, zu denen, über die andere sagen: Der hat aber Karriere gemacht. Dazu wiederum braucht man eine hochqualifizierte Schulausbildung. Man muß also zu den Besten gehören, muß das Abitur schaffen, einen Studienplatz erhalten, das Studium durchziehen und anschließend einen Job haben, der den angestrebten Lebensstandard und das damit verbundene Prestige ermöglicht. Sind diese Ziele fremdbestimmt, werden die vielen Jahre des Lernens und des Sichabrackerns permanent von der Versagens- und

Existenzangst begleitet, wenn einem das Lernen nicht gerade zufällt. Das Leben besteht dann aus einem ständigen Sich-Beweisen sich selbst und den anderen gegenüber. Diesem Druck kann kaum ein Mensch standhalten. Hat man selbst einen solchen Ausbildungsweg gewählt, um einer Tätigkeit nachgehen zu können, die mit den eigenen Vorstellungen und Wünschen in Einklang steht, ist es natürlich etwas anderes. Falls wir uns jedoch nur für eine berufliche Laufbahn entscheiden, die andere von uns erwarten oder zu erwarten scheinen, können wir ernste Probleme bekommen. Sobald wir erkannt haben, daß wir eigentlich etwas ganz anderes wollen, sollten wir uns erst gar nicht auf die Ebene, auf der wir versagen könnten, begeben oder eine Umkehr einleiten. Dann geht es uns bald besser.

Dazu gehört natürlich Stärke; wir brauchen ein Selbstwertgefühl, das die Zweifel in dem, was wir tun, in einem gesunden Rahmen läßt. Doch diese Stärke kann man aufbauen, nach und nach – es ist wie bei der Reise von tausend Meilen: Sie beginnt mit dem ersten Schritt. Vertrauen wir darauf, daß wir auf unserem Weg all das finden, was wir brauchen; dies ist ein kosmisches Gesetz, das wir schon von der Bergpredigt kennen (Matthäus 6, 25–34): »Sorgt euch nicht um euer Leben ... Seht euch die Vögel des Himmels an: Sie säen nicht, sie ernten nicht und sammeln keine Vorräte in Scheunen; euer himmlischer Vater ernährt sie ... Sorgt euch also nicht um morgen; denn der morgige Tag wird für sich selbst sorgen.«

Angst vor dem Alleinsein und davor,
Gefühle zu zeigen

»Ich fürchte – Einsamkeit
Der Bildner der Seele –
Ihre Höhlen und Korridore
Erhellen – oder versiegen –«
Emily Dickinson, »318«

Vielen Menschen ist das Alleinsein so unheimlich, daß sie sich ständig von sich selbst ablenken: Sie besuchen Kneipen, gehen ins Kino, laden Freunde ein oder besuchen sie, lassen Radio oder Fernseher laufen, um das Gefühl zu haben, daß jemand im Hause ist. Hauptsache, man ist sich selbst nicht ausgeliefert. Aber warum hat der Mensch Angst vor dem Alleinsein? Was passiert denn, wenn er auf sich allein gestellt ist? Was ist denn so unheimlich an dieser Situation des All-ein-Seins?

Alleinsein ist die Konfrontation mit dem eigenen Selbst. Dieses Selbst läßt nämlich nicht locker. Es will Stellungnahmen, Ehrlichkeit, will Antworten auf Fragen, vor denen man sich doch so gern drückt: Warum bin ich hier auf der Erde? Was hat dieses Leben für einen Sinn? Ist es alles so richtig, wie ich es anpacke? Müßte ich nicht einiges ändern, um glücklich zu sein?

Diese Fragen mögen wir nicht, weil sie unangenehm sind und weil wir nicht ausweichen können. Und was so unangenehm ist: Sie haben immer wieder auch die Frage nach dem Tod zum Inhalt. Wenn ich die Sinnfrage stelle, stelle ich die Frage nach dem Tod und dem, was danach folgen wird. Woher kommen wir und wohin gehen wir? Außerdem wird man beim Alleinsein gezwungen, zu lernen, sich selbst auszuhalten.

All diese Fragen müssen wir in unser Leben integrieren, wir müssen einen natürlichen Umgang mit ihnen lernen und dürfen sie nicht verdrängen. Dann wird Alleinsein irgendwann nicht mehr gleichbedeutend mit Einsamkeit sein. All-ein-Sein heißt Ganz-Sein, Alles-in-einem-Sein. Dem Menschen fehlt nichts mehr. Er ruht in sich selbst, er ist sich selbst genug, und er ist zufrieden mit sich selbst. Er verfügt über ein starkes Selbstbewußtsein, einen starken Glauben oder über ein Gottvertrauen, um dem Leben mutig und fröhlich entgegenzutreten. Dieser Zustand ist die Grundlage für die Unabhängigkeit und Angstfreiheit. Es ist der Zustand des »Ich bin, der ich bin.«

Einsame Menschen hingegen sind nicht ganz. Ihnen fehlt ein Teil. Sie können sich nicht aushalten, weil sie sich nur halb fühlen. Aus diesem Ansatz heraus leben sie in der Annahme, daß andere Menschen immer für sie dasein, ihnen Unterstützung und Hilfe geben müssen. Sie verwechseln Glück mit Zweisamkeit. Dies ist ein sehr fataler Gedanke, der dazu führt, daß so viele Ehen scheitern. Solche Beziehungen sind auf die Basis der Erwartungen gestellt, und in dieser Einstellung ist die Enttäuschung schon vorprogrammiert. Der Mensch schafft sich eine Wirklichkeit der permanenten Enttäuschungen, die mit ihren negativen Energien auf lange Sicht dazu führen können, daß er depressiv wird.

Eine weitere Klammer, die unser Menschsein und damit unser Selbst mit all seinen Freiheiten einschränkt, ist die Angst, Gefühle zu zeigen – besonders auch in Partnerschaften. Mit diesem Thema tun sich vor allem Menschen schwer, die in ihrem Leben das männliche Prinzip überbetonen – es müssen nicht unbedingt nur Männer sein. Aus alter Zeit – oder existiert dieses Phantom noch immer? – kennen wir ein einschlägiges Gebot, das da lautet: Ein Junge weint nicht. Wir haben dies so verinnerlicht, daß wir es nicht einmal in Frage stellen.

Statt unsere Gefühle zu leben und ihnen den gebührenden Platz in unserem Leben einzuräumen, unterdrücken wir sie – all die Wut, die Trauer, die Lust, den Haß, die Freude, die Angst. Wenn wir das lange genug so tun, wird es eines Tages für die Seele unausweichlich, uns auf dieses Fehlverhalten aufmerksam zu machen. Und in den meisten Fällen wählt sie gerade bei der steten Unterdrückung von Gefühlen als Ausdrucksmöglichkeit die Depression mit all ihren Symptomen und Stadien.

5 Die Symptome und die Stadien der Depression

Erstarrung, Erregung, Selbstmitleid und Suizid

Abgelagert werden solcherart unterdrückte Emotionen, wie wir inzwischen wissen, im Solarplexus, und dessen »Speicherkapazität« ist enorm. Über Jahre kann es funktionieren, daß niemand, noch nicht einmal der Betreffende selbst, merkt, was da im Inneren geschieht, bis – auch das wurde bereits ausgeführt – das Maß voll ist, überläuft und wir blockiert werden. Doch dann ist es so schrecklich spät geworden, und der Patient braucht viel Geduld, dieses übervolle Maß abzutragen.

Oft sagen Patienten, die an einer Depression leiden: »Ich würde so gern wieder einmal richtig weinen können, aber es geht nicht.« Es hat sich eine Versteinerung vollzogen, eine Erstarrung. Denn ebenso, wie das Weinen nicht funktioniert, ist auch das herzhafte Lachen erstarrt. Man würde gern einmal so richtig »aus der Haut fahren«, aber es ist uns schon als Kind abtrainiert worden. Man würde liebend gern seine Wut einmal uneingeschränkt rauslassen, aber das macht Schuldgefühle. All diese Menschen wissen eigentlich genau, wie sie sich von der Last der Depression befreien können, doch alle sind durch die jahrelangen Unterdrückungsmechanismen in ihren Gefühlen erstarrt.

Patienten, denen es so ergeht, haben ihr Selbst und ihre

Gefühle gewaltsam unterdrückt. Das lag zum einen daran, daß sie im »rechten Licht« erscheinen wollten. Schon als Kind wollten sie der Erwartungshaltung an sie entsprechen, um als Lohn Liebe und Anerkennung zu erhalten. Im Erwachsenenalter führten sie diese Strategie fort, auch wenn die Verhaltensweisen ihrer inneren Einstellung zuwiderliefen.

Freuen wir uns deshalb über die Kinder, die laut und deutlich ihren Willen durchsetzen, und verlernen wir diese Kunst nicht, wenn wir erwachsen werden. Lassen wir uns vor allen Dingen nicht gefallen, wenn andere Menschen unseren Willen brechen und unsere wahrhaften Gefühle nicht registrieren bzw. unterdrücken wollen. Denn wir wissen, daß die Unterdrückung, das Niederdrücken in die Depression führen kann.

Die Angst des depressiven Menschen kann sich aber auch vollkommen gegenteilig zur Erstarrung äußern: nämlich im Erregtsein. Der Erregungszustand in der Depression ist für den Patienten ein Schreckgespenst. Er weiß nicht, wie er die Situation aushalten soll, er fühlt sich ausgeliefert und schämt sich auch, »Sklave« dieser Erregung zu sein.

Dabei ist Erregtsein an sich nichts Furchtbares, es zeugt vom Lebendigsein. Von Wichtigkeit ist allerdings die Frage, was sich da regt: Was will sich bemerkbar machen? Was sich regt, sind die Gefühle. Gefühle, die sich mit letzter Kraft Gehör verschaffen wollen. Es handelt sich auch bei diesen Erregungszuständen um ein Aufbäumen der Seele, die sich die Unterdrückungen nicht mehr gefallen läßt. Statt froh über die »letzten Lebenszeichen« zu sein, die uns zu einer Wende auffordern, lassen wir dieses Aufbäumen nicht zu. Auch dieser Schrei nach Leben wird unterdrückt, abgetötet, indem wir medikamentös ruhiggestellt werden.

Läßt der Depressive hingegen diese Regungen zu und lernt er, daß er sich auf seine Unterdrückungsmechanismen auf der Gefühlsebene einlassen, sie abbauen muß, so ist selbst noch in diesem späten Stadium der erste Schritt zur Heilung getan.

Selbstmitleid ist wie die Erstarrung und die Erregung ein weiteres Symptom für die Depression. Indem er sich selbst bedauert, gesteht sich der Mensch ein, daß er unfähig geworden ist, sein Leben eigenverantwortlich in die Hand zu nehmen. Da er in diesem Stadium keinen Ausweg mehr sieht und auch nicht mehr die Kraft fühlt, um sinnvoll zu handeln, scheint ihm nichts anderes übrigzubleiben.

Das Selbstmitleid, das ja nur einen Effekt zeitigt, wenn ich als Kranker meinen Mitmenschen etwas vorjammere, birgt in sich die Hoffnung auf Hilfe von außen. Als Angehörige oder Therapeuten von Depressiven dürfen wir aber auf keinen Fall das Spiel mitspielen und Mitleid signalisieren. Denn wie wir schon an anderer Stelle angedeutet haben, würde dies den Kranken nur noch mehr von seiner Aufgabe entfernen, selbstverantwortet zu leben und heil zu werden; wir würden statt dessen den Krankheitsverlauf noch begünstigen.

Selbstmitleid ist ein Ausdruck der Hoffnungslosigkeit. Wir können diesen Menschen nur helfen, wenn wir ihnen die Hoffnung vermitteln, daß sie in der Lage sind, es aus eigener Kraft zu schaffen, und gleichzeitig mit ihnen »Programme der Hoffnung« entwickeln. Schafft der Depressive den Weg aus der Hoffnungslosigkeit, so wird

er ebenso einen Weg finden, der ihn in das Leben zu-
rückführt.

In dieser Phase der Depression wird der Kranke auch
vom Selbstmord reden. Was macht man mit jemandem,
der droht, sich das Leben zu nehmen? Spätestens jetzt
entwickelt fast jeder Angehörige Mitleid und fühlt sich
für den Patienten verantwortlich. Er glaubt, sich für ihn
aufgeben zu müssen, ja überwacht ihn gar rund um die
Uhr, bis er schließlich selbst krank wird.

»Und ich hoffe, sie erkennen, daß wir nur zwei Richtungen
einschlagen können: Entweder wir entwickeln uns aus unserer unvollkommenen Existenz auf Erden heraus, oder wir nehmen unser irdisches Gepäck mit. So oder so müssen wir all
die schwierigen Lektionen lernen, die das Leben uns präsen-
tiert.«
Angie Fenimore, die von einer Nah-Todeserfahrung nach einem Selbstmordversuch berichtet (*Jenseits der Finsternis,*
Knaur-Tb. 86108)

Dieses Thema ist heikel, deswegen ist es so notwendig,
deutlich darüber zu sprechen. Die Drohung mit dem
Selbstmord muß von zwei Seiten aus gesehen werden:
Zum einen kann es pure Erpressung sein, daß der andere
sich wieder mehr um einen kümmert, zum anderen kann
es ein noch ernsterer Hilferuf sein. Denn Selbstmorde
und Suizidversuche, die nach langer und gründlicher
Überlegung und mit geplantem Ausschluß jeder Ret-
tungsmöglichkeit geschehen, sind eher selten. Aber auch
angesichts dieses massiven Appells an unser Mitgefühl

können wir nur »Hilfe zur Selbsthilfe« leisten. Wir können nicht die volle Verantwortung für andere übernehmen und dürfen nicht daran zugrunde gehen, wenn der Partner oder der Patient schließlich doch keine andere Möglichkeit mehr gesehen hat, als sich für den Freitod zu entscheiden.

Die Stadien der Depression

Wenn wir verhindern möchten, daß die Krankheit überhaupt erst so weit fortschreitet, ist es wichtig, schon die ersten Anzeichen der Depression zu erkennen. Dann können wir dem Patienten mit weitaus größeren Erfolgsaussichten Unterstützung dabei anbieten, daß er den Weg der Selbstheilung betritt.

Der Krankheitsverlauf beginnt – und das ist das Problem – völlig unmerklich. Die Energien fließen zäh und nicht mehr so ungehindert. Daraus ergeben sich leichte körperliche Symptome, die man nicht unbedingt wahr- bzw. ernst nimmt. »Stell dich nicht so an, morgen sieht der Tag schon anders aus« oder »Das hat jeder mal, nimmt doch 'ne Tablette« – diese uns vertrauten Sprüche bagatellisieren die ersten Anzeichen und ersticken jede sinnvolle Heilmaßnahme schon im Keim.

Aber wie sehen sie aus, die frühesten körperlichen Anzeichen? Ich erwähnte bereits Blockaden im Energiefluß, doch handelt es sich eher um ein zähes Fließen. Das zähe Fließen von Energien kann zum Beispiel als Stoffwechselstörung beginnen, bei der dann keine organischen Fehlfunktionen diagnostiziert werden können. Womöglich schwitzt der Betreffende nicht mehr, hat weniger

Durst oder leidet immer häufiger an Verstopfungen. Er klagt über kalte Füße und Hände, verlangt nach Wärme. Immer häufiger treten Schlafstörungen auf. Entweder klappt es nicht mit dem Einschlafen, oder man wacht nachts auf. Dadurch fühlt man sich zerschlagen und schlecht gelaunt.

Im zweiten Stadium, in dem Anzeichen einer psychischen Belastung deutlich werden, hat sich der Patient an seine körperlichen Zipperlein gewöhnt. Es tut ja nichts wirklich weh. Und doch fühlt er sich schlapp und ausgelaugt. Er kann sich gar nicht mehr so richtig freuen. Man hört ihn sagen: »Früher haben wir viel mehr Spaß gehabt.« Außerdem fehlt ihm der Antrieb, die Initiative – er wird lustlos. Er wird menschenscheu, einzelne oder Gesellschaften machen ihn unsicher, und er wäre lieber zu Hause allein mit seinen Gedanken. Appetit hat er auch nicht so mehr so richtig, und für neue Ideen kann er sich nicht mehr begeistern. Die Traurigkeit ist in diesem Stadium noch nicht so ausgeprägt, doch achten wir auf die herabgesetzte Vitalität, so müssen wir dies als eine ernste Warnung vor einer möglicherweise bevorstehenden tiefen Depression verstehen.

Der krankhafte Zustand kann sich in diesem Stadium auch als Sucht manifestieren, beispielsweise als Freßsucht. Sie ist der Versuch, sich »etwas Gutes« zu tun, indem man Unmengen von Nahrungsmitteln in sich hineinschlingt. Üblerweise endet dieses Fehlverhalten im Ansetzen von »Kummerspeck«, der dem Depressiven keine Hilfe ist, sondern ihn im Gegenteil noch weiter abstürzen läßt, da er sich selbst dann noch weniger leiden kann.

Alkoholismus, Drogen, Arbeitssucht (Workaholismus)

und psychosomatische Leiden sind in diesem Zusammenhang ebenso zu nennen. Doch wollen wir darüber im nächsten Kapitel etwas ausführlicher sprechen.

DIE STADIEN DER DEPRESSION
1. Körperliche Anzeichen
2. psychische Anzeichen
3. der psychische Zusammenbruch
4. der Weg in die Psychiatrie

Im dritten Stadium erfolgt nun der psychische Zusammenbruch. In dieser Phase treten auf psychischer Ebene typische Depressionssymptome auf: Angst, Erregung, Traurigkeit, das Gefühl der Lähmung des ganzen Körpers. Der Mensch fühlt sich wie von einer unheilvollen Macht besetzt. Der eigene Antrieb fehlt nun völlig. Man ist nicht mehr Herr seiner selbst. Die Depression zwingt einen dahin, wo man nie hin wollte: massiv zu sich selbst. Der Mensch wird gezwungen, sich mit sich selbst zu beschäftigen und auseinanderzusetzen, weil er zu nichts anderem mehr in der Lage ist: Es gibt keine Mittel und Wege, zu entfliehen, es sei denn, er betäubt sich vorübergehend. Wenn der Depressive dies versteht, so weiß er auch, daß er sich nur selbst aus diesem Dilemma wieder herausholen kann.

Ist es den Kranken nicht möglich, ihre eigene psychische Situation zu analysieren und für sich selbst Klarheit zu schaffen, so gibt es für viele in einem vierten Stadium nur noch den Weg in die Droge und/oder in die Psychiatrie. Psychopharmaka stellen den Menschen ruhig, sie erlauben ihm, erneut vor sich selbst zu fliehen. Doch nun passiert etwas Schreckliches: Die Medikamente trennen die Seele vom Körper, und der Ruf der Seele des Patienten stirbt langsam ab, bis diese Stimme sichtbar abgetötet ist. Damit wird der letzte Aufschrei des Selbst durch die Medikamente im Keim erstickt. Der Mensch existiert nun nur noch als funktionierender Körper, ohne Willen, apathisch; auch die Gefühle sterben ab. Die Seele hat es scheinbar aufgegeben, zu rufen, zu schreien, zu brüllen, sich überhaupt bemerkbar zu machen.

6 Welchen Menschen »fällt die Depression zu«?

Wenn wir davon ausgehen, daß der Mensch nie grundlos krank wird, müssen wir uns den Depressiven zuwenden, um festzustellen, daß es erstaunlich viele Gemeinsamkeiten in den Krankheitsbildern gibt. Vielleicht können die Aufschlüsselungen der Gemeinsamkeiten den Menschen weiterhelfen, die sich fragen, ob auch sie einen Weg aus der Dunkelheit finden können.

Jugendliche

»Ich habe es nie gelernt, mein Leben selbst in die Hand zu nehmen.«
Ein depressiver Jugendlicher

Es ist zunächst erstaunlich, doch die Depression tritt tatsächlich schon bei Jugendlichen auf. Es handelt sich um junge Menschen, die am Leben verzweifeln, nicht wissen, wie sie es in den Griff kriegen sollen, und somit energielos »herumhängen«.

Der Grund für dieses Verhalten liegt nach meiner Erfahrung hauptsächlich darin, daß diese Jugendlichen es nicht geschafft haben, Verantwortung für sich selbst zu übernehmen, das heißt nicht in der Lage sind, erwachsen zu werden. Es sind fast ausschließlich junge Menschen, die nicht lernen mußten, diszipliniert eine Arbeit zu Ende zu führen, und auch nicht, Mißerfolge einzustecken und den nächsten Tag trotzdem optimistisch zu begrüßen.

Diesen Jugendlichen gelang es stets, um Hilfe zu schreien, wenn eine Arbeit schwieriger wurde, und die Arbeit wurde ihnen immer wieder abgenommen und von anderen beendet.

Später erkennen die so älter gewordenen »Erwachsenen«, wenn es dann darauf ankommt, das Leben selbst in die Hand zu nehmen, daß es irgendwie nicht geht, daß man nicht durchhalten kann, daß man Mißerfolge nicht aushält. So schmeißt man dann das Studium, beendet vorzeitig die Lehre oder fängt sie gar nicht erst an. Sehr wahrscheinlich hat uns die falschverstandene antiautoritäre Erziehung oder das falschverstandene demokratische Unterrichten diese Phänomene eingebrockt. Doch wollen wir hier nicht weiter darauf herumreiten, sondern uns in der Hauptsache darum bemühen zu erfahren: Wie kann man diese Jugendlichen in die Verantwortung stellen, wenn sie nicht wissen, wie es gehen soll. Oft sind fünfundzwanzig Jahre versäumt worden. Und in diesem Alter tut es sehr weh zu lernen, was eigentlich über Jahre hätte wachsen sollen.

Dann beschreiben diese »Erwachsenen« ihren Zustand folgendermaßen: »Ich falle, ich falle immer tiefer. Ich habe überhaupt keinen Halt mehr. Es wirbelt in mir so furchtbar. Ich wirbele haltlos umher und stehe ganz allein da. Wenn ich doch jemanden hätte, der mir beisteht, der mit mir da durchgeht. Ich habe nur Leute um mich, die mir in der Art beistehen, wie sie es für richtig halten.

Es gibt keinen Ausweg. Alles ist so schwarz überall. Die Leute um mich herum bringen mich noch mehr durcheinander. Ich bin so überdreht, daß ich überhaupt nicht mehr schlafe. Mich schnürt etwas ab, am Hals, im Magen, nimmt mir die Luft. Ich habe überhaupt keinen Überblick mehr, keinen Durchblick. Es ist so schlimm geworden.«

Ein weiterer Brief: »Es ist nicht mehr zum Aushalten. Mein Kopf explodiert vor Gedanken. Ich muß immer denken, denken, denken, denken. Irgend etwas würgt mich ab, zieht mich immer weiter nach unten. Es ist wie eine Spirale ohne Ende, wie ein Loch ohne Boden. Ich habe Panik, Angst. Dieses totale Überdrehtsein in mir – und die Gedanken spinnen sich von selbst immer weiter, weiter, weiter. Wenn ich versuche, mich zu befreien, habe ich das Gefühl, das Schwarze in mir würde sich danach rächen, und es wird nur noch schlimmer. *Mich macht alles verrückt.«* (Sabine, 26 Jahre).

Das sind zwei Beispiele für den Zustand der jungen Menschen in der Depression, andere mündliche Beschreibungen, Gedichte, Briefe gleichen diesen Aussagen. Das Phänomen ist immer das gleiche. Die Menschen haben keinen Halt, sie haben also nie erfahren, wie es geht, sich durch das eigene Selbstwertgefühl und Selbstbewußtsein Halt zu verschaffen. Die Abnabelung von den Eltern hat nicht stattgefunden, da sie immer noch bei ihnen Hilfe suchen, selbst wenn sie mit den Auffassungen der Eltern nicht einig sind, ja sogar beginnen, sie zu hassen.

Die Resignation ist auch in diesem Text perfekt: »Es gibt keinen Ausweg.« Alles ist schwarz, alles deutet auf ein tiefes Selbstmitleid. Der Betroffene selbst ist es, der aufkommende positive Gedanken wieder einschwärzt. »Es darf ja nicht sein, daß es mir besser geht, dann hört mir ja keiner mehr zu, und dann muß ich ja allein ins Leben treten.« Zum Selbstmitleid kommen dann noch Erpressungsversuche hinzu: »Schau mal, wie schlecht es mir geht, du mußt mir helfen.«

»Die Erfahrung der verstoßenden Mutter ist für ein Kind ein erster Impuls in Richtung Selbständigwerden.«
Arnold Bittlinger

Die Reaktion der Eltern auf diese Jugendlichen zeichnet sich in erster Linie durch Hilflosigkeit aus. Sie fühlen sich schuldig und reagieren aus dieser Schuld heraus wieder so, daß sie das Erwachsenwerden ihres Kindes verhindern. Wahrscheinlich ohne es zu wollen, binden sie ihre Kinder erneut an sich und verhindern damit deren notwendige Entwicklung ebenso, wie sie ihre eigene Lernaufgabe ignorieren. Denn der Satz: »Ich kann doch mein Kind nicht im Stich lassen« heißt in diesem Zusammenhang doch wohl eher: »Ich will es nicht loslassen.« Aber genau das wäre die Lösung! Schubsen wir doch das »Kind« in die Aktivität, wie die Bärenmutter im geeigneten Moment ihr Junges aussetzt, weil es irgendwann allein für sich sorgen kann und sorgen muß. Warum gestehen wir es über Zwanzigjährigen nicht zu, für sich selbst verantwortlich zu sein? Warum trauen wir unseren Kindern so wenig zu? Mit diesem Verhalten machen wir sie ja erst unfähig, ihr Leben selbst in die Hand zu nehmen!
Hier ist das Selbst nicht unterdrückt worden, wie wir es

bisher immer bei depressiven Menschen formuliert haben. Es scheint überhaupt gar nicht erst entdeckt und gefördert worden zu sein. Die Kinder wurden nie belastet, also halten sie auch nichts aus. Denn nur durch die angemessene Belastung können sie ihre Fähigkeiten und Grenzen kennenlernen und somit zu einem verantwortungsbewußten Umgang mit ihrem Selbst finden.

So halten sie sich selbst auch nicht aus, wenn sie allein und auf sich gestellt sind. Sie finden beim Alleinsein keinen Halt im eigenen Selbst, es steht ihnen auch keine Energie zum Leben zur Verfügung. Was bleibt, sind die kreisenden Gedanken im Kopf, das Chaos und die Erkenntnis, daß das Grübeln und Nachdenken über das eigene Leben zu keinem Schluß führt. Das treibt so manchen jungen Menschen in den Selbstmord.

Vielleicht ist es möglich, daß diese Jugendlichen und jungen Erwachsenen über die Verantwortung für andere es lernen, auch für sich selbst Verantwortung zu übernehmen? Womöglich könnten sie über die freiwillige Arbeit in einer sozialen Einrichtung die Lerninhalte erwerben, die ihnen bisher versagt blieben?

Ein falscher Lebensplan

Ein anderes Beispiel eines jungen Patienten mit schwerster Niedergeschlagenheit ergab noch einen weiteren Aspekt der Ursachen. Eines Tages kam er darauf, daß er, so weit er zurückdenken kann, sich einem Lebensprinzip unterworfen hat, das ihn mit Sicherheit in die Depression führte. Schon als kleiner Junge fand er es für sich in Ordnung – ich zitiere wörtlich –, alles »Scheiße« zu finden, und er fand es eine gute Einstellung, »Scheiße draufzusein«. Nun, nach zwanzig Jahren, stellt er fest, daß er dieses Prinzip nicht mehr durchbrechen kann, denn dann würde er sich ja selbst untreu. So fühlt er sich gezwungen, weiterhin alles negativ zu sehen. Dieser Lebensplan existierte für ihn offenbar seit jeher, äußerte sich auch dahin gehend, daß er schon immer fröhlichen Menschen grundsätzlich nicht glaubte.

Wie wir nach der Aufarbeitung herausfanden, waren in diesem »Lebensplan« die folgenden Defizite manifestiert:

- Ich habe Angst vor Veränderungen.
- Ich stelle mich nicht.
- Ich bin permanent auf der Flucht.
- Ich bin nicht gut genug.
- Ich will perfekt sein und versage.
- Ich zerbreche mir den Kopf.
- Ich lebe nicht in meinem Körper.
- Ich möchte selbständig sein, es gelingt mir aber nicht.
- Ich habe Angst vor dem Tod der Eltern. Wer sorgt dann für mich?
- Ich habe Versagensängste.
- Ich bin vergeßlich.
- Ich bin lustlos.
- Ich bin fest davon überzeugt, daß ich uralt werde, und weiß nicht, wie ich die Zeit des Lebens herumkriegen soll.
- Ich lasse keinen Spaß an mich heran.

Der Patient, der 26 Jahre alt wurde, bevor er diese Zusammenhänge erkannte und den Weg der Heilung einschlagen konnte, sagte auch, daß alle seine Freunde »so drauf« seien. Er hatte seine Umgebung mit dem Grau seiner Trauer und seines Selbstmitleids eingefärbt und das Leben damit unerträglich gemacht.

Welche Auswirkungen eine solche Situation auf die nähere Umgebung haben kann, soll der folgende Brief zeigen, den der Vater dieses Patienten an seinen depressiven Sohn geschickt hat:

»Es ist Zeit, Dir einige Dinge zu sagen, die ich für wichtig halte ...

1. Über den Umgang mit Sachen

Wir, Deine Eltern, haben unseren Kindern (uns selbst natürlich auch) eine relativ reichhaltige, vielfältige Menge unterschiedlichster Gegenstände zur Verfügung gestellt: das Wohnen, die Kultur, die Bildung, die Hobbys, das Handwerk, den Sport, die Reisen usw. Alle unsere Kinder konnten und können sehr liberal mit all diesen Möglichkeiten umgehen lernen. Bei Dir hat in letzter Zeit zunehmend diese liberale Handhabung dazu geführt, daß Du für Deine Interessen allein über Dinge frei verfügst, die der Abstimmung bedürfen. Ein Beispiel für viele: das Auto. Die Selbstverständlichkeit, mit der Du, ohne zu fragen, mein Auto benutzt, auf das ich angewiesen war, zeigt, daß Du Liberalität mit Egoismus gleichsetzt, nicht bedenkst, daß Deine Mutter mit dem Fahrrad die Einkäufe erledigen muß, und in dieser Haltung – offenbar frohen Mutes – fortfährst, statt Dich endlich einmal in die Lage anderer zu versetzen, über deren Schatten zu springen Dir leichtfällt.

2. Über den Umgang mit anderen

Gleichgültig, wie man Bildungsbürgertum, und ich rechne unsere Familie mal dazu, bewertet, einschätzt und beurteilt; auch gleichgültig, ob und wie man sich dem Ziel verschreibt, das zu verändern, zu verbessern – oder auch nur zu beleidigen, zu ›verarschen‹; gleichgültig also, wie man der heutigen bundesrepublikanischen Durchschnittsgesellschaft gegenübersteht; gleichgültig, ob und wie man sich zum Beispiel als Künstler/Musiker mit ihr auseinandersetzt, die eigene Familie ist tabu, weil jede Kritik ausschließlich aus der normalen Grundsituation – ein vollwertiges, also für das Ganze nützliches Mitglied zu sein – legitimiert werden kann. Ein Beispiel für viele: Dein Umgang mit Deiner Mutter. Die letzte Auseinandersetzung, die mich veranlaßt hat, meine Arbeit zu unterbrechen, war aus meiner Sicht nach in Inhalt und Form auf eine dermaßen dramatische Weise gefährlich, daß ich meine Frau vor meinem eigenen Sohn eigentlich spontan hätte retten müssen: in archaischer Zeit durch Erschlagen, noch im letzten Jahrhundert durch Erschießen. Die Literatur lebt – auch! – von solchen Konflikten und – auch! – von solchen ›Lösungen‹. Ich weiß natürlich, daß es gefährlich ist, Dir so etwas zu schreiben. Aber da Du ganz offensichtlich auch in diesen Situationen ausschließlich Deine Interessen im Mittelpunkt glaubst, ohne die Wirkung Deiner Aktionen zum Beispiel auf Deine jüngeren Geschwister zu bedenken, ist es notwendig, Dir mitzuteilen, was ich davon halte: Nicht Du bist der, der unter Deiner Mutter/Vater/Familie zu leiden hat, sondern umgekehrt. Du mußt nicht fragen: Was kann ich für meine Interessen von der Familie nutzen? Sondern fragen:

Was kann ich für die Familie tun? Noch besser, Du siehst selbständig, wo und wie angepackt werden muß …

3. Über den Umgang mit sich selbst

Ich habe Dir so oft und früh gesagt, daß ich Dich mag und daß Deine vielfältigen Begabungen, die Herr Mendel genetisch wohl begründen könnte, eigentlich Anlaß geben, daraus und damit etwas zu machen. Nur – eben! –, man muß es auch *tun*. Die Zeiten von Sternthaler und vom Schlaraffenland sind – wenn sie es je gegeben hat – vorbei. ›Jeder ist seines Glückes Schmied‹, nur – eben! –, man muß es schmieden. Und das bedeutet: arbeiten, an sich selbst, an seinen Begabungen. Auch und gerade in der Kunst, der Musik. ›Kunst besteht zu 10 Prozent aus Inspiration, zu 90 Prozent aus Transpiration.‹ Die Erkenntnis stammt von einem, der wirklich als Extremgenie bezeichnet werden kann: Goethe … Es genügt eben nicht, auf Musenküsse oder alleinstehende Mitgiften zu warten, solange Trübsal zu blasen, sich selbst zu bemitleiden und bemitleiden zu lassen und alle, die sich um ihr Weiterkommen bemühen, als ›bürgerliche Arschlöcher‹ abzutun. Warum kannst Du nicht anfangen, Deine Stärken und Schwächen zu akzeptieren, mit ihnen und gegen sie zu arbeiten, statt die Schuld bei anderen zu suchen oder ›den Umständen‹ zuzuschreiben. Diese Haltung endet in Selbstmitleid und Suizidgedanken und kann – bürgerlich! – mit Faulheit und Feigheit übersetzt werden.«

Dieser Brief zeigt die Auswirkungen, die solch ein depressives Verhalten haben kann. Es wird für diesen Sohn allerhöchste Zeit, sich zu be-sinn-en. Ich hoffe, daß der Brief stellvertretend für viele ähnlich gelagerte Fälle auch Hilfestellung für Eltern sein kann, die diese Situation nur zu genau kennen. Er ist ein Beweis dafür, daß eine zu liberale Erziehung, die nicht die notwendigen Grenzen zeigt, an denen sich der Heranwachsende orientieren kann – gekoppelt mit einem Übermaß an »Mitleid« für die »armen« Kinder –, zu solchen Formen von Depressivität führen kann.

Ein Weg aus diesem dunklen Tal ist verbunden mit dem Aufbrechen des Teufelskreises des negativen Lebensprinzips. Zur Selbstheilung gehört hier, Ideen zu sammeln für den Neuanfang. Dieser Mensch muß sich zugestehen, fröhlich sein zu dürfen. Er muß es lernen, zu seiner Fröhlichkeit zu stehen (ein Rest von Freude oder eine Ahnung wird ganz sicher noch vorhanden sein), und darf sich auf gar keinen Fall von jemand anderem davon abbringen lassen. Denn in der Fröhlichkeit wird diesem Menschen auch wieder – nach und nach – Energie zur Verfügung stehen, die er nutzen kann, um seinen neuen Lebensplan zu entwickeln und umzusetzen. Fröhlichkeit meint hier – wie an anderer Stelle – das Ja-sagen zu sich selbst, zu seinem einmaligen wertvollen Leben.

Ein erster Schritt in das neue Denken wird es sein können, die oben gemachten negativen Aussagen zunächst ins Positive zu wandeln und über diese Aussagen neue Ansätze zu finden. Natürlich ist es illusorisch zu behaupten, man müsse einfach nur positiv denken, dann würde es schon klappen. Positives Denken ist irreales Denken und damit nicht gesundheitsförderlich. Vielmehr muß die Mitte gefunden werden, die beiden Polen Rechnung trägt. Carl O. Simonton nennt es gesundes Denken.

UNGESUNDES, NEGATIVES DENKEN
Ich kann machen, was ich will, ich werde keine Lebensfreude mehr erreichen.

POSITIVES DENKEN
Ich werde in kurzer Zeit Lebensfreude erreichen, wenn ich nur will.

GESUNDES DENKEN
Ich werde neben meinen negativen Gedanken auch Gedanken der Lebensfreude zulassen, und diese werden einen wesentlichen Einfluß auf alles, was ich tue, haben.

So kann die Arbeit am Zustand des Menschen in unserem oberen Beispiel etwa folgendermaßen sein:
– »Ich habe Angst vor Veränderungen« wandelt sich in: »Ich bin neben meinen vorhandenen Ängsten neugierig. Ich möchte wissen, was passiert, wenn ich neugierig bin, und ich werde Spaß haben, mich dabei zu beobachten. In mir steckt mehr, als ich bislang gelebt habe.«
– »Ich lebe wie im Traum« wandelt sich in: »Ich stelle mich neben meinen Träumen dem Leben und komme in der Realität wieder vor, das Leben geht nicht mehr an mir vorbei.«
– »Ich bin nicht gut genug« wandelt sich in: »Ich weiß um meine musischen Talente, aber auch um meine Faulheit, Antriebslosigkeit und mein Selbstmitleid; und doch freue ich mich, anderen Menschen mit meiner Musik Freude machen zu können.«

- »Ich zerbreche mir den Kopf« (Kopfschmerz) wandelt sich in: »Ich fange neben meinen Grübeleien und Plänen in meinem Kopf an, zu handeln, zu empfinden und meine Ideen umzusetzen.«
- »Ich habe Angst vor dem Tod meiner Eltern« wandelt sich in: »Ich bin neben meinen Ängsten selbständig und unabhängig und verantwortlich für mich selbst und nicht mehr auf meine Eltern angewiesen.«
- »Ich bin lustlos« wandelt sich in: »Ich finde heraus, was mir Spaß macht, und lasse es neben den Phasen meiner Lustlosigkeit zu, Spaß zu haben.«

Und so weiter.

Ich werde mich ab heute aus dem Kerker der Hoffnungslosigkeit befreien und in das Leben zurückkehren; in das Leben, das sinnvoll ist, das Spaß macht und mir Freude vermittelt. Ich lasse die negativen Energien hinter mir zurück und setze mich den negativen Energien anderer Menschen nicht mehr aus, so lange, bis ich auf einer anderen Stufe stehe und diese Menschen wieder ertragen kann.

LITERATUR

Carl O. Simonton: *Auf dem Weg der Besserung,* Reinbek 1995

Alkoholkranke

Bevor wir uns der Depression im Zusammenhang mit Alkoholismus zuwenden, wollen wir folgende Geschichte aus dem *Kleinen Prinzen* von Antoine de Saint-Exupéry zitieren:

»Den nächsten Planeten bewohnte ein Säufer. Dieser Besuch war sehr kurz, aber er tauchte den kleinen Prinzen in eine tiefe Schwermut.

›Was machst du da?‹ fragte er den Säufer, den er stumm vor einer Reihe leerer und einer Reihe voller Flaschen sitzend antraf.

›Ich trinke‹, antwortete der Säufer mit düsterer Miene.

›Warum trinkst du?‹ fragte ihn der kleine Prinz.

›Um zu vergessen‹, antwortete der Säufer.

›Um was zu vergessen?‹ erkundigte sich der kleine Prinz, der ihn schon bedauerte.

›Um zu vergessen, daß ich mich schäme‹, gestand der Säufer und senkte den Kopf.

›Weshalb schämst du dich?‹ fragte der kleine Prinz, der den Wunsch hatte, ihm zu helfen.

›Weil ich saufe!‹ endete der Säufer und verschloß sich endgültig in sein Schweigen.

Und der kleine Prinz verschwand bestürzt.«

LITERATUR

Antoine de Saint-Exupéry: *Der kleine Prinz*, Düsseldorf 1956

Diese Geschichte beschreibt, in welchem Teufelskreis sich Menschen befinden, die sich der Alkoholsucht hingeben. Was muß der Alkoholkranke vergessen? Er muß vergessen, daß er einmal einen Lebensplan hatte, einen Plan, den sein Selbst aufgestellt hatte. Und dieser Plan war gut und richtig. Dann wurde dieser Plan aber erschüttert. Meistens, so behaupten die Trinker, von außen. Äußere Umstände haben angeblich die Misere ausgelöst. Und deswegen, so glaubt er, muß ihm das Außen auch helfen, sich aus diesem Schlamassel zu befreien. Gemeint sind damit der Staat, die Gesellschaft, soziale Einrichtungen oder die Kirche – und natürlich auch andere Menschen, denen es besser geht.

Wenn er die Schuld ausnahmslos im Außen sucht, wird ihm jegliche Hilfe verweigert. Sozialhilfe zu beziehen ist ja keine wirkliche Hilfe für ihn.

Was ist das für ein Gefühl, Geld entgegenzunehmen, das einem eigentlich »nicht zusteht«, weil man dafür nichts geleistet hat? In was für eine Abhängigkeit hat sich der Alkoholiker hineinmanövriert, in der er seinen Selbstwert abgelegt hat wie einen alten Hut? Und da er sich und seine Gedanken an seinen Lebensplan nicht mehr erträgt, muß er vergessen – vergessen, da er sich schämt wegen seiner Unfähigkeit, sein Leben zu leben und selbst in die Hand zu nehmen.

Gefragt ist einmal mehr die Hilfe zur Selbsthilfe.

Die bisher beste Methode, sich aus der Alkoholsucht zu befreien, ist meines Erachtens das »Zwölf-Schritte-Programm« der Anonymen Alkoholiker (AA). Denn diese Gemeinschaft versetzt Alkoholiker in die Lage, sich selbst zu helfen. Wenn der Alkoholiker nämlich ein Leben ohne Alkohol führen will, genügt es nicht, daß er das »erste Glas« stehen läßt, vielmehr braucht er für sein zukünftiges Leben ein geistiges Programm.

LITERATUR

Anonyme Alkoholiker (Hrsg.): *Zwölf Schritte und zwölf Traditionen,* [7]1994; zu beziehen bei den Anonymen Alkoholikern, Postfach 46 02 27, 80910 München

---

Die AA (siehe auch Seite 55) haben mit ihren »Zwölf Schritten« ein solches Programm entwickelt. Dabei ist die notwendige Voraussetzung, diesen Weg erfolgreich zu beschreiten, wieder einmal unbedingte Wahrhaftigkeit, Ehrlichkeit sich selbst gegenüber. Der erste Schritt lautet nämlich: »Wir gaben zu, daß wir dem Alkohol gegenüber machtlos sind – und unser Leben nicht mehr meistern konnten.« Die weiteren elf Schritte sind Empfehlungen, die aus den bitteren Erfahrungen zahlreicher Alkoholiker gewonnen wurden. Sie sollen dem einzelnen helfen, sein nüchternes Leben einzurichten, wieder zu genesen.

Workaholics

Menschen, die es vorziehen, sich permanent zu überarbeiten, um ja nicht zur Ruhe zu kommen, um auf keinen Fall in die Verlegenheit zu geraten, über sich nachdenken zu müssen, fällt es schwer, sich auszuhalten. Sie brauchen die Ablenkung, die Zerstreuung. Sie sind auch im Urlaub stets in Aktion; und wenn sie dann spät am Abend zur Ruhe kommen, gibt es immer noch die Möglichkeit, sich zu betrinken, nicht richtig natürlich, aber so ein bißchen, damit der Kopf nicht ganz so klar ist.

Dieses Verhalten ist lange auszuhalten, denn unsere Unterdrückungsmechanismen läßt sich der Körper häufig sehr lange gefallen. Bis dann plötzlich nichts mehr geht. Der Mensch kann nicht mehr arbeiten, er glaubt, verrückt zu werden. Er ist inzwischen um die fünfzig Jahre alt geworden und wird jäh durch seine Krankheit aus dem Arbeitsleben herausgerissen. Nun ist die Situation ganz verfahren. Er kann sich zum einen nicht mehr durch die tägliche Arbeit von sich ablenken, zum anderen ist er auch nicht mehr in der Lage, den Aktivurlaub zu machen, den er jahrelang gewohnt war und der auf anderer Ebene die gleiche Funktion hatte wie die Arbeit: von sich selbst abzulenken. Jahrelang hat er sich vorgebetet: Stell dich nicht so an, du mußt vorankommen, du mußt das Geld verdienen, du mußt funktionieren, du mußt zeigen, was du kannst. Und nun passiert etwas Schreckliches, wenn er Freunden und Verwandten erzählt, daß er depressiv ist und sich gar nicht mehr in den Griff kriegen kann. Sie sagen, oder manchmal denken sie es auch nur: Stell dich nicht so an, so schlimm kann es ja nicht sein …

Nun bekommt er einen Spiegel vorgehalten. Das, was ihn persönlich über Jahre krank gemacht hat, was er natürlich nicht wahrhaben wollte, wird ihm von außen massiv bewußt gemacht.

Die Aufgabe für einen Menschen in dieser Situation ist, zu überprüfen, ob es Lebensqualität auch ohne das Funktionieren im Arbeitsprozeß gibt. Der Ansatz bei den meisten arbeitssüchtigen Männern (es sind nun eben mal mehr Männer als Frauen, die an Workaholismus leiden) lautet: Ich definiere mich nur über Leistung, und wenn die Leistungskraft nachläßt oder wegfällt, bin ich ein Nichts, ein Versager. Das Wort »Workaholismus« deutet es schon an: Ähnlich wie beim Alkoholismus besteht auch hier eine Abhängigkeit, in die man sich begeben hat, weil man glaubte, sein Leben nicht mehr meistern zu können. Und in ebendieser Erkenntnis liegt schon der Lösungsansatz. Denn ebenso, wie der Alkoholkranke sich von seiner Trunksucht befreien kann, ist es dem Workaholic möglich, sich seiner Arbeitswut zu entledigen. Das »Zwölf-Schritte-Programm« der Anonymen Alkoholiker (siehe oben) vermag ihm dabei zu helfen, hat es sich doch schon bei der Loslösung aus Abhängigkeiten aller Art bewährt.

Die »unzufriedene« Hausfrau

Die Depression befällt die Frauen sehr häufig im Klimakterium. Es wird dann gern der Hormonumstellung die Schuld gegeben und versucht, künstlich Hormone zu verabreichen, die in dem Körper von Natur aus in diesem Alter nichts mehr zu suchen haben. Dieser künstliche Zustand ist dann scheinbar auszuhalten.
Frauen in anderen Gesellschaften, zum Beispiel in Japan, leiden statistisch gesehen weniger bzw. gar nicht unter den Wechseljahren. Das liegt daran, daß das Selbstverständnis und das soziale Umfeld der Frau in der Mitte des Lebens dort eine andere, weitaus wichtigere Position einräumen als in unserem Kulturkreis. Sie wird auch weiterhin ernst genommen, ja sie gewinnt noch an gesellschaftlicher Stellung hinzu. Sie wird zu Rate gezogen,

Familienmitglieder achten sie, und sie hat etwas zu sagen.

Bei uns hingegen haben viele Frauen das Gefühl, ihr Leben habe keinen Sinn mehr, da ihre »eigentliche Aufgabe« ja erledigt sei, wenn die Kinder aus dem Haus sind. Zusätzlich wird die Diskrepanz zwischen ihrem Selbstbild und dem weitverbreiteten Ideal der Jugendlichkeit immer größer.

»Wenn im Herbst des Lebens einer Frau ihre fruchtbaren Jahre enden, erntet sie aus ihren früheren Erfahrungen, was sie für den Rest ihrer Reise braucht. Der Herbst ist die Jahreszeit des Reifens und der Reife. Das Obst fällt süß und schwer zu Boden, und hauchfeine Samen werden vom auffrischenden Wind fortgetragen, um irgendwo auf ihre Wiedergeburt und Erneuerung zu warten.«

Jason Elias und Katherine Ketcham: *Im Haus des Mondes. Heilen durch Intuition und weibliche Weisheit*, Knaur-Tb. 76071

Sehen wir uns die Situation der Frau um die Fünfzig an, so sehen wir Parallelen zum Workaholic dahingehend, daß sie ihr Selbst, ihre eigenen Bedürfnisse zugunsten der Kinder, der Familie und des Ehemannes zurückgestellt hat. Sie hatte ihre Aufgabe, sie wurde gebraucht und – es machte ihr auch Spaß. Gehen nun die erwachsenen Kinder aus dem Haus, wird sie gezwungen, sich wieder einmal oder auch erstmalig mit sich selbst zu beschäftigen, und sie stellt fest, daß es doch sehr lange her ist, daß sie ihre eigenen Wünsche geäußert hat – oder sie merkt gar, daß sie gar keine hatte …

Auch hier liegt die Lösung wieder einmal im Erkennen des Problems. Ähnlich wie wir es auf Seite 90 für die Jugendlichen dargestellt haben, kann die depressive Frau um die Fünfzig sich einen Lebensplan erstellen, der ihr ungesundes, negatives Denken über positives in gesundes Denken transformiert, und wieder Sinn in ihrem Leben finden.

Ganz sicher wird sie auf diese Weise zu einer Einstellung finden, die sie heil und ganz werden läßt, weise, und in die Lage versetzt, eine ähnlich geachtete Position als »Ratgeberin« einzunehmen, wie wir sie oben exemplarisch für die Frau in der japanischen Gesellschaft konstatieren konnten.

Der depressive Mann

Die Depression wird gern als Frauenkrankheit bezeichnet. Depressionen bei Männern darf es nicht geben, Männer werden nicht seelisch krank. Diese Auffassung ist weit verbreitet und eine zusätzliche Erschwernis für Männer, die feststellen müssen, daß auch sie von dieser Krankheit »befallen« werden können. Viel später als die Frauen bekennen sie sich zu ihrem Leiden, erst dann, wenn es für eine Behandlung oder Umkehr schon fast zu spät ist. Es ist ihnen peinlich, an einer »Frauenkrankheit« zu leiden, Schwäche zu zeigen mit Symptomen, die von ihnen selbst nie ernst genommen wurden. Doch sie müssen sich darüber im klaren sein, daß sie ohne das Bekenntnis hoffnungslos verloren und nicht heilbar sind.

Depressionen bei Männern unterscheiden sich nicht wesentlich von denen der Frauen, die Symptome sind die gleichen, die Stadien der Krankheit verlaufen ebenfalls ähnlich.

Depressionen können bei Männern in einem Lebensabschnitt auftreten, in dem sie gezwungen sind, ihren dritten Lebensabschnitt nach dem Ausscheiden aus der Berufstätigkeit mit Inhalten zu füllen bzw. sich auf den dritten Lebensabschnitt vorzubereiten.

Da stellt er nun während der Planung fest, daß sein Lebensinhalt vorrangig geprägt war von der Arbeit und von der Anerkennung, die er daraus bezog. Das, was die Frau in den sogenannten Wechseljahren durchlebt und durchdenkt (zeitgleich gehen häufig die Kinder aus dem Haus), wird dem Mann erst mit sechzig bzw. fünfundsechzig Jahren bewußt. Sieht er sich nun mit seiner eigenen inneren Leere konfrontiert, ist es ihm häufig nicht gegeben, die Kraft aufzubringen, neu anzufangen. Hier braucht auch er dringend Hilfe, um sich selber helfen zu können und aus dem Tal der inneren Inhalts- und Sinnlosigkeit herauszufinden.

Wie dies geschehen kann, haben wir im vorangegangenen schon mehrfach angedeutet. Im folgenden wollen wir uns nun eingehender damit befassen, wie der Weg aussehen kann, der uns dazu bringt, uns von unserem Leiden zu befreien und wieder ein gesundes und lebenswertes Leben zu führen.

7 Der Weg der Heilung

Geschichte einer Heilung

Der folgende Bericht stammt von einer Indianerin, die im November 1994 auf einem Kongreß in Basel von ihrem Schicksal erzählte. Sie war zu dieser Zeit fünfundsechzig Jahre alt:

»Im Alter von etwa vierzig Jahren litt ich an einer Herzkrankheit, die es notwendig machte, ein Krankenhaus aufzusuchen, um dort Heilung zu erbitten. Dies geschah zu einer Zeit, in der ich nachhaltig unter ›Herzensproblemen‹ litt.

Der zuständige Arzt diagnostizierte eine Herzinsuffizienz und verordnete mir Digitalis, das meine Herzfunktionen aufbauen und stabilisieren sollte. Dieses Medikament wirkte sofort, doch leider nur so lange, bis versehentlich ein Arzt, der die Vertretung übernommen hatte, das Digitalis überdosierte, so daß mein Herz-Kreislauf-System endgültig zusammenbrach.

Als der behandelnde Arzt nicht mehr helfen konnte, wurde ich von meinem Vater zum Sterben in das Reservat gebracht. Wir Indianer sterben zu Hause. Mein Vater war jedoch von meinem aussichtslosen Zustand nicht ganz überzeugt und schickte nach einem indianischen Heiler, der unverzüglich kam, an mein Bett trat und mich fragte, ob ich geheilt werden wolle.

Ich wußte nicht recht, was ich antworten sollte. Ich war vor allem so geschwächt, daß es mir Mühe machte, etwas über meinen Zustand zu sagen. So antwortete ich dem Heiler, daß es mir sehr schlecht ginge und daß ich nicht wüßte, ob ich leben oder sterben wolle. Der Heiler bat mich, diese Frage mit mir selbst abzumachen. Er versprach mir dann, am nächsten Tag zur gleichen Stunde wiederzukommen. Bis dahin hätte ich Zeit genug, mich zu entscheiden, ob ich leben oder sterben wolle.

Ich lag wach und grübelte: Würde es denn etwas ändern, wenn ich mich entscheiden würde, ja, habe ich die Macht der Entscheidung über Tod oder Leben? Ist es nicht anmaßend, Gott diese Entscheidung abzunehmen? Bin ich nicht dem Spiel des Schicksals ausgeliefert?

Kann ich persönlich an meiner jetzigen Situation etwas ändern? All diese Fragen ließen mich kein Auge zutun. Doch irgendwann setzte ein tiefes Vertrauen ein, daß meine Entscheidung lebensnotwendig sein würde, und ich stellte fest, daß es noch viel zu erledigen gäbe und das Leben in meinem Alter eigentlich noch nicht zu Ende sein dürfe.

Zur selben Stunde am nächsten Tag erschien der Heiler und fragte, ob ich leben oder sterben wolle. Ich erzählte ihm von den Anstrengungen der Entscheidung, wüßte aber nun, daß ich leben wolle. Dann fragte mich der Medizinmann nach meiner Motivation, für wen ich denn leben wolle.

Ich antwortete unverzüglich, daß ich mir zur Aufgabe gemacht hätte, anderen zu helfen. Ich würde mich freuen, die Verantwortung für meine Familie zu übernehmen, außerdem gäbe es noch genug zu tun für andere Menschen. Der Sinn soll darin bestehen, dort zu helfen, wo es nötig ist.

»Aus lauter Neid schon müssen wir die indianische Naivität belächeln und uns in unserer Klugheit erhaben vorkommen, um nicht zu entdecken, wie verarmt und heruntergekommen wir sind. Das Wissen bereichert uns nicht, sondern entfernt uns mehr und mehr von der mythischen Welt, in der wir einst heimatberechtigt waren.«

C. G. Jung: *Erinnerungen, Träume, Gedanken*, Zürich/Stuttgart 1962

Der Heiler bemerkte, ohne auf das Gesagte einzugehen, daß er morgen zur gleichen Zeit wiederkäme – und ich solle bitte das eben Gesagte überdenken. Ich verzweifelte. Was hatte ich denn so Falsches gesagt? Warum war er nur so kurz angebunden gewesen? Was wollte er nur von mir?

Der Heiler erschien zur gewohnten Zeit und fragte, wie meine Entscheidung über meine Aufgabe ausgefallen sei. Ich antwortete, daß es mir nicht leichtgefallen sei, auf die richtige Lösung zu kommen. Die ganze Nacht hatte ich kein Auge zugetan. Nun aber wußte ich, daß ich nur für mich leben kann. Wir Menschen werden als Menschen allein geboren und gehen allein wieder, indem wir die sterbliche Hülle verlassen. Und in der Zwischenzeit haben wir unsere eigenen Aufgaben zu lösen, unsere eigenen Themen zu bearbeiten – jeder für sich. Ich bin für mich allein verantwortlich und werde auch nur für mich leben können. Und das hat gar nichts mit Egoismus zu tun.

Der Heiler war mit mir zufrieden. Eine Aufgabe gebe es noch zu lösen, bevor die Heilung möglich sei. Diese Aufgabe lautete: Verzeihe allen Menschen.

Diese Aufgabe schien mir im Vergleich zu den anderen einfach. Doch als ich genauer darüber nachdachte, geriet ich in Wut über die Unfähigkeit des Arztes, der für meinen Zustand verantwortlich war, und ich sagte dem Heiler, daß ich vielen Menschen verzeihen könne, dem Arzt aber, der mich fast umgebracht habe, nie und nimmer!

Der Heiler bat mich, diese kategorische Aussage zu überdenken, er würde morgen um die gleiche Zeit wiederkommen und hören, was ich zu diesem Thema zu sagen hätte.

Die Nacht war furchtbar. An Schlaf war nicht zu denken. Ich kämpfte mit meinen Gefühlen, mit meiner Wut, mit der Unzulänglichkeit der Menschen, mit meinen Erwartungen und mit meinen Enttäuschungen. Letztendlich siegte jedoch das Verzeihen.

Was ich begriff in dieser Nacht, war, daß Haß negative Energien freisetzen kann, die nicht dort ankommen, wohin sie eigentlich gedacht waren, sondern daß ich diesen Wust an negativen Energien gegen mich selbst richtete und diese negativen Energien sich materialisierten und für Blockaden verantwortlich waren. Hatten meine Herzprobleme vielleicht auch das Thema Verzeihen zum Inhalt? Ob ich diesen Arzt nun haßte oder nicht, es änderte doch nichts.

So kam der Heiler am nächsten Tag zur selben Stunde und fragte nach dem Ausgang meiner Überlegungen.

Ich sagte ihm, daß ich allen Menschen verziehen habe – einschließlich dem Arzt, der mich fast ›umgebracht‹ hätte.

Der Heiler war zufrieden mit der Aussage, und ich fragte ihn, ob er mich nun endlich heilen könne. Darauf lachte der Heiler und bat mich, mich aus meinem Bett zu erheben, denn ich sei bereits gesund. Ich hätte mich selbst geheilt.«

Dieser Bericht ist eine Schlüsselgeschichte zum Thema Heilung, und sie führt uns vier Themen vor Augen, die wir bei einem neuen Ansatz zur Heilung beachten müssen:

1. Heilung ist Selbstheilung.
2. Heilung ist die Übernahme von Selbstverantwortung.
3. Heilung verlangt Wahrhaftigkeit.
4. Heilung ist nur mit Verzeihen möglich.

Heilung ist Selbstheilung

Wenn wir zum Arzt gehen, stellt er uns gewöhnlich die Frage: »Was kann ich für Sie tun?« Und als Patienten fragen wir den Spezialisten: »Können Sie mich wieder gesund machen?« Wir bringen damit die Auffassung zum Ausdruck, daß die Heilung außerhalb von uns selbst stattfinden könnte, ohne daß wir aktiv an diesem Prozeß teilhaben.

So kann beispielsweise ein Chirurg auch Erstaunliches leisten, etwa Gallensteine entfernen, die den Gallengang lebensbedrohlich versperren. Aber er kann nicht verhindern, daß die Steine sich erneut entwickeln. Der Arzt vermag mit einer Chemotherapie die Krebszellen alle zu vernichten – einschließlich der gesunden Zellen –, aber er wird nicht verhindern können, daß der Krebs an anderer Stelle wieder auftritt oder sich anderswo Metastasen manifestieren.

Der Arzt müßte also realistischerweise antworten: »Ja, ich kann Sie von Ihrem körperlichen Leiden befreien, aber ob Sie heil werden oder heil bleiben, hängt ganz allein von Ihnen ab. Sind beispielsweise die Gallensteine manifestierte unterdrückte Wut oder körperlicher Ausdruck für die Unfähigkeit, sich zu öffnen, und für Schwierigkeiten im Geben und Nehmen, so liegt es an Ihnen, diese unterdrückte Wut ebenso wie Ihre anderen Lebensthemen zu bearbeiten und grundsätzlich etwas zu ändern, damit keine neuen Steine entstehen.«

Wenn der Heiler fragt: »Was fehlt Ihnen?«, kommt er direkt auf den Kern des Problems. Der Patient wird gewöhnlich mit einer Aufzählung seiner Symptome antworten, und diese verraten dem Heiler, an was es dem

Kranken wirklich mangelt: Mir fehlt die Liebe meines Partners, mir fehlt die Ehrlichkeit bei meinem Freund, mir fehlt, daß man mich ernst nimmt, mir fehlt die Freude in meinem Leben.

Wenn wir diese Defizite in unserem Leben aufzuarbeiten versuchen mit dem Ziel, das Fehlende zu erhalten, das Gleichgewicht wiederherzustellen, setzen wir einen Selbstheilungsprozeß in Gang, der uns schließlich auf einer tieferen Ebene dauerhaft gesund machen wird.

Dabei hilft uns unser Selbstheilungssystem, das bis zum letzten Tag unseres Lebens funktioniert. Es wird von der Lebensenergie gespeist, die auch durch die Kraft unserer Gedanken beeinflußt werden kann und unseren gesamten Körper durchströmt. Überall dort, wo die Energie fließt, ist Leben, ist Gesundheit.

Sind diese Energien blockiert, sei es durch seelische Belastung, durch unterdrückte Gefühle, durch Verstrickungen jeglicher Art, so wird der Körper krank. Sind mehrere Blockaden vorhanden, ist der Mensch womöglich auf die Hilfe eines Therapeuten angewiesen, der sich darauf versteht, die Selbstheilungskräfte zu aktivieren. Diese Hilfe ist jedoch nur so weit nötig, bis der Patient selbst wieder die Verantwortung für sich übernehmen kann.

Heilung ist die Übernahme von Selbstverantwortung

»Nun wußte ich, daß ich nur für mich leben kann«, sagt die Indianerin in der »Geschichte einer Heilung« am Anfang dieses Kapitels. Die meisten Menschen, die sich zum erstenmal mit diesem Gedanken beschäftigen, werden zunächst Einwände wie die folgenden formulieren: Ist das nicht ungeheuer egoistisch? Haben wir nicht in so vielen Religionen über die Nächstenliebe gehört? Bin ich nicht der bessere Mensch, wenn ich Mitleid habe, wenn ich mich für den anderen aufopfere, wenn ich mich um andere kümmere, wenn ich für den anderen die Verantwortung übernehme? Ist diese Welt nicht schon unbarmherzig genug, und wenn ich dann auch noch diesen egoistischen Weg wähle, habe ich dann der Menschheit nicht mehr geschadet als ihm genutzt?

Ich möchte versuchen, diese Zusammenhänge anhand eines Beispiels zu verdeutlichen. Nehmen wir einmal an, die Erde sei strukturiert wie unser Bildungssystem und jeder Mensch befände sich in einer bestimmten Klasse bzw. Ausbildungsstufe. Der eine hat es schon weit gebracht, er studiert, der andere befindet sich kurz vor dem Abitur, und wieder andere besuchen noch die Vorschule. Jeder Mensch ist dort, wo er hingehört, wo er weder über- noch unterfordert ist und jeder darauf bedacht ist, seinen jeweils bevorstehenden Abschluß zu schaffen. Es wäre absurd, würden wir nun von einem Abiturienten erwarten, daß er die Verantwortung für einen Erstkläßler übernimmt und für ihn die Versetzung in die zweite Klasse schafft. Würde er sich aus Mitleid ausschließlich dem Erstkläßler widmen, so stagnierte automatisch sein eigenes Wachstum auf geistiger, aber ebenso auf seelischer und körperlicher Ebene. Und auch dem Erstkläßler, der vielleicht viel lieber selbst seine Versetzung schaffen würde, wäre dadurch nicht geholfen. Beide gehen zugrunde.

In dem Bewußtsein, daß fast jedes Beispiel hinkt, wird

hier doch deutlich, was passiert, wenn wir uns vom Mit-Leid dominieren lassen: Ich beraube jemanden der Möglichkeit, Selbstverantwortung zu übernehmen, sich selbst aus seiner Situation zu befreien. Es ist nichts dagegen einzuwenden, wenn wir Hilfe zur Selbsthilfe leisten. Diese Art der Unterstützung, die wir immer wieder erwähnen, ist etwas anderes als Mitleid. Richtig verstandene Hilfe stellt den Hilfesuchenden auf die Füße, gibt ihm ein Instrument in die Hand und sagt: Los, nun mach, du kannst es, ich traue es dir zu!

Fühlen wir uns nicht besser bei dem Gefühl, etwas in Eigenverantwortung geschafft zu haben, ganz allein? Und definieren wir uns nicht auch über dieses Können? Unsere Identität, unseren Lebenswillen erhalten wir nicht durch den anderen, den Lebenspartner, den Freund, den Chef – unsere Identität erhalten wir ganz allein aus uns selbst, und zwar dadurch, daß wir die Aufgaben, die wir uns stellen, auch selbst bewältigen. Ich kann nicht wahrhaft »stolz« auf mich sein, wenn ich zugeben muß, daß weit über fünfzig Prozent dessen, was ich in Angriff genommen habe, von anderen erledigt wurde. Ich habe die Verantwortung, anzustreben, daß sich meine Identität, mein Selbstwertgefühl auf hundert Prozent steigern, um ganz zu werden.

Da gibt es im Neuen Testament den wichtigen Satz über die Nächstenliebe, der da heißt: »Liebe deinen Nächsten«. Doch dieser Satz geht ja noch weiter; denn im zweiten Teil heißt es: »... wie dich selbst.« Dieser zweite Teil wird so oft vergessen. Erst wenn der Mensch in der Lage ist, sich selbst zu lieben, das heißt, sich so anzunehmen, wie er ist, wenn er ja sagt zu sich und ehrlich ist zu sich selbst, dann ist er wahrhaft heil und kann eine Grundlage schaffen für eine kraftvolle und gesunde Existenz. Erst dann kann er anderen helfen.

Ein Arzt, der selber krank ist, wird nicht heilen können; ein Heilpraktiker, der krank ist, wird über keine Energie verfügen; eine Mutter, die Krebs hat, wird ihrer Familie nicht ungeteilt nützlich sein können. Beim letzten Beispiel wird klar, was gemeint ist: Sie muß endlich lernen, auch für sich zu leben, ihr Leben zu ordnen, ihre Wünsche aufzuzeigen, ihre Gefühle wahrzunehmen, um wieder heil zu werden. Erst dann darf sie darüber nachdenken, ob und wie sie ihrer Familie dienlich sein kann.

Eigenverantwortung zu übernehmen gehört zu unseren wichtigsten Lebensaufgaben. Dazu ist es notwendig, sich selbst zu lieben.

Der Mensch kann und darf seine Eigenverantwortung für sich selbst nicht an einen Arzt oder Heiler abgeben. Wer seine Verantwortlichkeit einem anderen delegiert (sei es an einen Politiker, Arzt oder an den Ehepartner), begibt sich freiwillig in die Ohnmacht. Ohnmächtige geben ihr Selbstbewußtsein auf, ihre Entscheidungsfreiheit, ihre natürliche und schöpferische Autorität, und sie bugsieren sich so in Abhängigkeiten; andere werden über sie bestimmen, und ihr Selbstwertgefühl wird immer geringer. Es kommt soweit, daß womöglich allein der Arzt bestimmt, ob die Gebärmutter entfernt werden muß, ob Röntgenaufnahmen gemacht werden müssen, ob eine Chemotherapie notwendig wird oder ob im Falle der Depression Psychopharmaka einzusetzen sind. Damit sollen die Segnungen der Schulmedizin nicht in Bausch und Bogen verdammt werden. Ihre Erfolge in der Notfall- und Akutmedizin sind unbestreitbar – aber vielleicht auch notwendig, weil der Vorsorgeaspekt, der ein selbstverantwortetes und selbstbewußtes Handeln von dem Patienten erfordert, gerade durch sie so sehr vernachlässigt worden ist.

Heilung verlangt Wahrhaftigkeit

Ehrlichkeit gegenüber uns selbst ist die Voraussetzung für eine gesunde Existenz. Die erste Frage des Heilers in der Geschichte zu Beginn dieses Kapitels war, ob die Patientin überhaupt geheilt werden wolle. Das ist eine der wichtigsten Fragen, die wir uns stellen müssen, falls wir depressiv bzw. an anderen Symptomen erkrankt sind. Wenn wir sie bejahen wollen, müssen wir ehrlich gegenüber uns selbst sein, um herauszufinden, was in unserem Leben bisher nicht in Ordnung war.

Die Krankheit ist die Chance, sich in Ruhe mit sich selbst auseinanderzusetzen, zu erkunden, wo man unaufrichtig sich selbst gegenüber war, sich zu definieren, zu reifen. Krankheit bringt uns auf direktem Wege zu uns selbst, zu unserer Wahrheit, und dieser können wir nicht ausweichen, wollen wir wirklich gesund werden. Ich kenne einen Arzt, der seinen Kindern keine einzige Impfung gegeben und ihnen nie ein Antibiotikum verschrieben hat. Seine Begründung dafür lautete, daß jede Krankheit ihren Sinn hat und den Menschen wahrhaft weiterbringen kann auf seinem Lebensweg.

Wir können dieses Phänomen ganz deutlich schon bei

unseren Jüngsten beobachten, wenn sie die Kinderkrankheiten durchmachen. Haben sie sie überstanden, gehen sie gestärkt daraus hervor und scheinen auch ansonsten irgendwie reifer geworden zu sein. Wenn wir diese Chance nicht nutzen dürfen und die Reifephase unterdrückt oder abgekürzt wird, werden wir um eine wesentliche Lebenserfahrung beraubt. Das soll freilich nicht heißen, daß man in einer lebensbedrohenden Situation die Hilfe notwendiger Medikamente verweigern darf. Vielmehr ist es so, daß wir bei jedem kleinen Wehwehchen mit Kanonen auf Spatzen schießen und damit schon in der Kindheit den Grundstein legen für eine Leidensgeschichte des Unterdrückens und Verdrängnis, in deren Verlauf wir immer mehr an Wahrhaftigkeit verlieren, bis die Symptome eines Tages so massiv werden, daß sie eine Auseinandersetzung mit ebendieser Wahrhaftigkeit geradezu erzwingen.

Heilung ist nur mit Verzeihen möglich

Warum hat das Verzeihen in dieser »Geschichte einer Heilung« einen so großen Stellenwert? Wäre es nicht auch möglich gewesen, ohne Verzeihen wieder gesund zu werden?
Wenn wir dieser Frage auf den Grund gehen wollen, müssen wir uns einmal vergegenwärtigen, was passiert, wenn man nicht verzeihen kann: Man gesteht jemandem nicht zu, Fehler zu machen. Doch wird jeder, der kreativ tätig, aktiv ist, der weiterkommen will, immer wieder auch Fehler machen. Es geht gar nicht ohne diese Erfahrung, denn nur dadurch können wir lernen und uns ent-

wickeln. Wenn ich ein Kind erziehe und ihm seine Fehl-
tritte nicht nachsehen kann, wird es irgendwann seine
Aktivitäten einstellen aus Furcht, Fehler zu machen, weil
es die Konsequenzen nicht erträgt. Es wird lustlos, apathisch und schließlich vielleicht sogar depressiv. Es wird
nicht in der Lage sein, sein eigenes Leben verantwor-
tungsbewußt in die Hand zu nehmen. Es wird auch anfangen zu lügen, um den drohenden Bestrafungen zu
entgehen.

Nicht nur, daß das Gegenüber leidet: Mein Nicht-verzei-
hen-Können schadet auch mir selbst. Wenn ich nicht
verzeihe, verlagere ich meine Interessen wieder nach
außen und kümmere mich zu sehr um andere, statt um
mich selbst (das Wort »kümmern« ist übrigens mit dem
Wort »Kummer« verwandt).

Wenn ich mich so verhalte, beschäftige ich mich wieder
nur mit negativen Energien – und da negative Energien
die Meridiane blockieren, lege ich die Grundlage für weitere Erkrankungen. Insofern fällt der Haß, den wir aus-
senden, unausweichlich auf uns selbst zurück …

Verzeiht jeder dem anderen, so schenkt er mit jedem Verzeihen ein Stück Freiheit, ein Stück Kreativität und eine
ganze Menge Liebe.

Ja sagen zum Leben und zur Veränderung

»Der wissende Don Juan sagt zu seinem Schüler: ›Für dich ist die Welt sonderbar, weil sie dir entweder langweilig ist, oder aber weil du mit ihr nicht zurechtkommst. Für mich ist die Welt sonderbar, weil sie erstaunlich, ehrfurchtgebietend, geheimnisvoll, unergründlich ist; mir liegt daran, dich zu überzeugen, daß du die Verantwortung übernehmen mußt für dein Hiersein in dieser wunderbaren Welt ... in dieser wunderbaren Zeit. Ich möchte dich davon überzeugen, daß du lernen mußt, jede Handlung wichtig zu nehmen, denn du wirst nur eine kurze Weile hier sein, wirklich zu kurz, um alle Wunder zu erleben.‹«

Carlos Castaneda: *Die Reise nach Ixtlan,* Frankfurt 1976

Der erste Schritt, den ein Depressiver tun muß, ist, ein deutliches Ja zum Leben auszusprechen. Wer eigentlich gar nicht mehr hiersein möchte, sich nach dem Jenseits sehnt und nur zu »feige« ist, sich das Leben zu nehmen, kann sich auch nicht von seiner Depression befreien. Die Bedingung lautet also, daß er aus allertiefster Überzeugung einen Lebenswillen entwickelt. So besteht die erste Aufgabe darin, daß er lernt, sich selbst zu lieben, so wie er ist, mit allen Konsequenzen und ohne Wenn und Aber. Denn so, wie wir sind, sind wir auch geschaffen und gemeint. Keiner von uns hat die Aufgabe, so zu werden wie der Nachbar, der Partner, der Lehrer, der Freund, das Modepüppchen aus der Frauenzeitschrift. Jeder hat seine Aufgabe zu erledigen, in Eigenverantwortung – und die kann uns niemand abnehmen. Kein anderer macht für uns eine Prüfung. Kein anderer nimmt uns unsere Krankheit ab, und niemand stirbt für uns.

Wenn er sich entschieden hat, ja zu seinem Leben auf dieser Erde zu sagen und sich anzunehmen, wie er ist, sich also zu lieben, wird er feststellen, daß einiges in Unordnung ist. Der Mensch wird sich seiner Rollenspiele bewußt und stellt fest, daß es gar nicht gut ist, wenn er es anderen immer recht macht. Es geht ihm nicht gut dabei, er spürt, daß er selbst zu kurz kommt, daß seine eigene Meinung auf der Strecke bleibt, daß er nicht bei sich selbst ist. Und wenn er das begriffen hat, kann er diese Schauspielerei völlig aufgeben. Er muß zu sich selbst stehen, muß es sich selbst erst einmal recht machen, und damit geht er den ersten Schritt der Veränderung.

Selbst Entscheidungen treffen und befolgen

Er muß seinen Entscheidungen auch Taten folgen lassen. Es reicht nicht aus, wenn wir wissen, daß unsere Situation nicht in Ordnung ist, wir aber keine Anstalten machen, aus dieser Einsicht auch die Konsequenzen zu ziehen. Dazu kann es gehören, daß wir eine unerträgliche Lage nur ändern können, indem wir andere verletzen.

Wir müssen uns für die Wahrhaftigkeit entscheiden, wenn wir uns, und damit unser Selbst, ernst nehmen. Falls das »Nicht-verletzen-Wollen« oberste Priorität hat, wird dies für alle Beteiligten fatale Folgen zeigen. Ist der Mensch hingegen in der Wahrhaftigkeit, so ist er gleichzeitig auch in der Liebe. Sagt er jemandem seine Meinung, teilt er ihm dadurch auch mit, daß er ihn ernst nimmt, daß ihm etwas an ihm liegt. Und probiert er es erst einmal mit der Wahrhaftigkeit, ist es meistens gar nicht so schlimm, wie er es sich vorgestellt hat. Es kann durchaus sein, daß der Kritisierte dann sagt – das ist freilich der Idealfall –: »Danke, daß du so ehrlich zu mir bist. Ich habe mich immer schon gewundert, daß sich Freunde von mir abwenden. Ich habe ja gar nicht gewußt, daß ich so wirke, und ich werde mich ändern.«

Wir hatten möglicherweise also Angst vor etwas entwickelt, das überhaupt nicht als Problem existiert. Bleiben wir uns selbst treu, so können wir auch anderen gegenüber treu sein. Sind wir uns selbst gegenüber wahrhaftig, so können wir auch anderen gegenüber wahrhaftig sein. Lieben wir uns selbst, so können wir auch den Nächsten lieben.

Blockaden und Widerstände (Muster) ent-decken und auflösen

Schaut sich der Kranke seine Verhaltensmuster an, die er im Laufe eines Lebens aufgebaut, gepflegt und manifestiert hat, so sollte er einiges ent-decken können, was dort »schiefläuft«.

Eine genaue Betrachtung ist dabei sehr wesentlich, erfahren wir doch so, wo wir den Hebel ansetzen müssen. Das Abbauen von »falschen« Mustern gehört zur Hauptarbeit bei der Heilung von Depressionen. Die folgenden haben sich unserer Erfahrung nach als die häufigsten Ursachen für die Entwicklung einer Depression gezeigt.

- Muster 1: Ich unterdrücke meine Wut, weil ich den anderen nicht verletzen will.
- Muster 2: Ich mach' es dem anderen recht, weil ich geliebt werden will.
- Muster 3: Ich bin lieb, weil ich keine Konflikte ertrage.
- Muster 4: Ich weine nicht, weil ich nicht zeigen will, wie es in mir aussieht, und weil ich keine Schwäche zeigen möchte.
- Muster 5: Ich sage die Unwahrheit, weil ich mit meiner eigenen, oft unkonventionellen Meinung anecke.
- Muster 6: Ich rede den anderen nach dem Mund, weil ich nicht zum Außenseiter werden will.
- Muster 7: Ich sage nicht, was ich denke und was ich mir wünsche, weil ich Angst vor Ablehnung und Enttäuschung habe.
- Muster 8: Ich sage nicht meine Meinung, weil ich Angst habe, entlassen zu werden.
- Muster 9: Ich spiele den anderen etwas vor, damit sie meine tiefe Traurigkeit nicht entdecken.
- Muster 10: Ich hasse andere, weil ich mich selbst nicht mag.
- Muster 11: Ich leide, damit ich bemitleidet werde.
- Muster 12: Ich trinke Alkohol, nehme Drogen, damit ich mich nicht anzusehen brauche.
- Muster 13: Bestimmte Situationen in meinem Leben haben mich aus der Bahn geworfen und mir einen erheblichen Schock versetzt. Ich behaupte aber, daß diese Schocksituation schon lange verarbeitet und damit für mich erledigt ist. Bin ich aber ehrlich, so weiß ich, daß sie mich immer noch belastet.
- Muster 14: Ich nehme mich selbst, meine eigenen

Wünsche, Hoffnungen und Sehnsüchte nicht ernst genug und stelle sie zugunsten anderer zurück.

Jeder kann diese Liste weiterführen und für sich modifizieren. Sind wir ganz wahrhaftig mit uns selbst, dann entdecken wir, daß ohne viel nachzudenken einige Muster auch unser Verhalten bestimmen.

Was macht man nun mit einem solchen Muster, von dem man weiß, daß es einen plagt? Wenn wir es entdeckt haben, so wird es Zeit, das Muster zu präzisieren. Dies kann schriftlich, aber auch mündlich geschehen. Habe ich mir klargemacht, auf welchen Ebenen es mich behindert, gehe ich daran, es auszuräumen. Nehme ich in meiner Vorstellung doch einen Staubsauger und sauge den ganzen Müll, den ich da mit mir herumtrage, ab.

Nehmen wir als Beispiel das Muster 6. »Ich rede den anderen nach dem Mund, weil ich nicht zum Außenseiter werden will.« Möchte ich dieses Muster auflösen, so muß das Ziel lauten: »Ich sage ohne Umschweife die Wahrheit.«

Wenn ich mir diesen Satz lange genug ansehe, kommen aus dem Bauch, dem (Solarplexusbereich), dort, wo die unterdrückten Gefühle sitzen, ganz massive Widerstände. Diese Widerstände können lauten:

- Ich bin aber doch ein Feigling.
- Ich traue mich nicht, die Wahrheit zu sagen.
- Wer weiß, wie der andere reagiert?
- Die Situation macht mich unsicher.
- Es regt mich furchtbar auf, und ich kann es nicht ertragen, wenn ich mich streiten oder auseinandersetzen muß.

- Vielleicht gehen mir meine Argumente aus, und dann stehe ich ziemlich dumm da.
- Ich habe Angst, meine Gefühle nicht mehr beherrschen zu können.
- Vielleicht fange ich sogar an zu weinen, das wäre eine furchtbare Vorstellung.
- Ich habe Angst, mich in eine peinliche Situation hineinzumanövrieren.
- So schutzlos und ausgeliefert soll der andere mich nicht kennenlernen.
- Ich will, daß der andere ein gutes Bild von mir hat, ich also einen guten Eindruck mache.

Diese und viele weitere mögliche Widerstände machen uns klar, daß das Thema Selbstbewußtsein, Selbstvertrauen und Selbstliebe heißt.

Damit wir uns nun aber von den Widerständen befreien können, empfiehlt es sich, daß wir uns einer Technik bedienen, die für viele zunächst schwer nachvollziehbar ist. Ich muß deshalb etwas weiter ausholen.

Bei der Depression geht es vor allem auch um die Reinigung des feinstofflichen Bereichs, um die Befreiung vom Seelenmüll. Wie reinigen wir nun aber unseren feinstofflichen Körper? Da er nur für wenige medial Begabte sichtbar ist, säubern wir ihn im Unsichtbaren, also in unserer Vorstellung, mental. Unsere Vorstellungskraft ist für die Seele genauso wirkungsvoll wie die Seife für den Körper.

Also hinein in die Vorstellung: Wir schließen die Augen, damit wir nicht von unserem inneren Film abgelenkt werden, und projizieren unser Ziel (Muster 6, »Ich sage ohne Umschweife die Wahrheit«) als Banderole um eine imaginäre Seifenblase. Die vielen Widerstände, die aus dem Bauch (Solarplexus) hochkommen, jammern wir in Gedanken in die Seifenblase hinein, sehr ausgiebig, es kann auch laut geschehen. Den Sperrmüll der Seele lassen wir jetzt durch einen Windstoß entschwinden. Um dem ganzen Vorgang noch mehr Nachdruck zu verleihen, atmen wir mehrere Male tief aus. Auch dies dient der Reinigung, und wir fühlen uns hinterher freier und wohler.

Festsitzende Muster erfordern die Wiederholung dieser Übung. Jeder, der sie ernsthaft betreibt, wird nach und nach spüren, daß Reinigungsprozesse in Gang gekommen sind, und er wird schon nach den ersten Übungen freier atmen, besser aus dem Bett kommen, den Tag fröhlicher beginnen und auch klarer im Kopf werden.

Viele Depressive werden nach dem Lesen dieses Abschnittes zweifeln oder behaupten, sie könnten nicht nachvollziehen, was hier vorgeschlagen wurde. Immer wieder hört man dann den Satz: »Ich glaube nicht an solche Heilungserfolge. Für alle anderen trifft es zu, doch bestimmt nicht für mich.« Jeder, der so denkt, sollte einmal überprüfen, ob der Unglaube nicht vorgetäuscht ist. Ist es nicht vielmehr der Unglaube an sich selbst, das Selbstmitleid, die Selbstaufgabe, die der Grund für das Zweifeln sind?

Probieren Sie es doch einfach mal aus! Der Helfende kann immer nur Mut machen. Er kann dem Kranken die Krücken geben, laufen muß der Patient aber allein.

8 Therapie und Hilfen zur Selbstheilung

Es existieren zur Unterstützung der Arbeit in der ganzen Bundesrepublik Selbsthilfegruppen zum Thema »Depression«.

Hier muß jedoch noch viel Aufbauarbeit geleistet werden, und wir wissen, daß die Arbeit mit Alkoholikern nur funktioniert, weil Betroffene sich anbieten, solche Gruppen zu leiten.

Ein Depressiver, der sich auf dem Weg der Besserung befindet, wird ganz sicher als Leiter einer solchen Gruppe allen – und besonders sich selbst – eine große Hilfe sein.

Ich weiß von depressiven Patienten, bei denen die Krankheit schon weiter fortgeschritten ist, daß sie wohl an sich arbeiten wollen, aber viel zu erschöpft, viel zu energielos sind.

Nicht zu unterschätzen sind in einer solchen Situation alle Therapien, die eine gesunde Körperarbeit zum Inhalt haben. Da Körper und Geist miteinander verbunden sind, tun wir auch unserer Seele etwas Gutes, wenn wir beispielsweise folgende »Heilmethoden« anwenden.

- Tanztherapie,
- Hatha-Yoga-Kurse,
- Maltherapie (Seidenmalerei),

- Musiktherapie (Singen und Spielen),
- Reittherapie, aber auch
- Lesen,
- Konzert-, Theater- und Kinobesuche
- Gespräche mit Freunden,
- Urlaub mit abwechslungsreichem Programm,
- Gartenarbeit,
- Wandern oder
- Weben

Da das Selbstwertgefühl eines Depressiven auf ein Minimum beschränkt ist, muß jede Therapie in der Lage sein, das Selbstwertgefühl aufzubauen. In der Depression fehlt dem Menschen das Lob, da er nicht mehr in der Lage ist, Dinge zu tun, die mit Anerkennung gekrönt werden. Der Depressive kann und muß wieder Erfolgserlebnisse haben, und das geschieht über das Tun, das Sichbeschäftigen und das Herstellen von Dingen oder auch die sportliche Leistung.

Wichtig ist natürlich bei allen Maßnahmen, daß der Depressive Therapeuten bzw. Partner hat, die Druck machen, die unerbittlich sind. Verabredungen müssen eingehalten werden. Auf keinen Fall darf man sich als Helfer vertrösten lassen. (»Es geht mir doch aber im Moment so schlecht, ich verspreche dir, wir werden uns morgen sehen.«) Damit würde man den depressiven Zustand nur noch fördern.

»Der Mensch ist Licht« – unter diesem Aspekt sehen es heute Physiker wie Fritz Popp und Marco Bischof. Doch auch Licht ist Schwingung, letztendlich Klang, also Energie.
Goethe sagt im Faust I: »Die Sonne tönt nach alter Weise« und im Faust II: »Welch Getöse bringt das Licht.«
Marco Bischof: *Biophotonen. Das Licht in unseren Zellen,* Frankfurt 1995

»Jede Krankheit ist ein musikalisches Problem«, so behauptet Novalis, und Nietzsche meinte: »Das Leben ohne Musik ist einfach ein Irrtum, eine Strapaze, ein Exil.«
Vielleicht kommt es daher, daß wir Menschen selbst ein einziger Klang sind, daß wir aus Schwingungen bestehen, genau wie die Musik. Schwingung heißt in Bewegung sein, und ohne Bewegung ist der Mensch tot. Sind unsere Schwingungen unterbrochen, blockiert, so werden wir krank. Sind nicht ausreichend Schwingungen vorhanden, so sind wir erschöpft, ausgelaugt. Das Wort »Schwingung« kann mit »Energie« übersetzt werden. Das schwingende Element versorgt den Körper mit Lebensenergie.
Wir haben gesagt, daß einem Menschen in der Depression kaum noch Energie zur Verfügung steht, der Körper befindet sich samt seiner Seele im Exil, Nietzsche zufolge. Jedes Herausfallen aus dem Energiefluß muß folglich in die Funktionsstörung und irgendwann in die Stagnation führen.
Wir sind Teil der Natur, wir sind ein Teil des Universums,

wir schwingen mit ihm; hören wir auf zu schwingen, muß es etwas geben, das uns wieder in Schwung bringt. In der Homöopathie wird nach diesem Prinzip versucht, Ähnliches mit Ähnlichem zu heilen. Fehlen dem Menschen Schwingungen, so muß er sie mit Schwingungen ersetzen. Ist der Mensch energetisch blockiert, wird er die Blockade mit dem Körper ähnlichen Schwingungen wieder lösen können.

LITERATUR

Joachim Ernst Berendt: *Nada Brahma – die Welt ist Klang*, Frankfurt 1983

Die Heilung psychischer Krankheiten durch Klänge hat eine jahrhundertelange Tradition und ist in allen Kulturen der Welt zu finden. Heilgesänge statt Arzneien halfen den Kranken, zu ihrer verlorenen Seele zurückzufinden. Bestimmte Tonleitern kurierten bestimmte Krankheiten, schon bei den Griechen des Altertums. Pythagoras kannte Lieder gegen körperliche Leiden, zum Vergessen der Trauer und zur Stillung des Zornes.

Wissen wir um die Heilungsmöglichkeiten der Musik, so können wir uns nach dem Polaritätsgesetz allerdings auch ihre krankmachende Wirkung vorstellen. Es gibt nämlich ebenso eine negative Auswirkung von Musik, wenn sie es nicht schafft, fehlende Energien zu ersetzen, sondern durch Lautstärke, monotonen Rhythmus und extreme Bässe den Rest an Energie herauszuziehen. Welche Wirkung Musik auf lebende Organismen haben kann, zeigen mehrfach wiederholte Versuche mit Pflanzen unter gleichen Bedingungen: Ranken, die mit unterschiedlicher Musik beschallt wurden, verhielten sich auch unterschiedlich. Mozart veranlaßte die Pflanzen, sich um den Lautsprecher herumzuranken, bei Rockmusik und Heavy Metal wuchsen sie vom Lautsprecher weg und gediehen nicht annähernd so gut. Und nicht ohne Grund wird Schwangeren empfohlen, zur eigenen seelischen Erbauung und zum Wohl des Kindes Musik von Mozart zu hören.

Eine »Hörtherapie« kann jeder allein und sofort beginnen. Das große Angebot auf dem CD-Markt erschwert zwar die Auswahl, doch wollen wir im folgenden Hilfe anbieten. Wir sprachen beispielsweise schon über die heilsame Wirkung der Musik von Wolfgang Amadeus Mozart. Er war in der Tat ein Komponist, der therapeutische Musik komponiert hat, wahrscheinlich ohne es zu wissen. Und speziell bei Depressionen wirken die hohen Frequenzen der Violin- und Flötenkonzerte am besten.

Therapeutische Musik sollte konzentriert über Kopfhörer (ohne Ohrstöpsel) gehört werden. Während des Musikhörens sollte man nicht noch anderen Beschäftigungen nachgehen. Lassen Sie sich ein auf die Klänge, und lassen Sie die Emotionen zu, die sich beim Hören bemerkbar machen.

Neben den Kompositionen von Wolfgang Amadeus Mozart möchte ich Beispiele erwähnen, in denen Musik direkt den Emotionskörper (Solarplexus) betrifft. Sie ist geeignet, Emotionen freizusetzen. Nicht selten hat zum Beispiel die Musik von Henry Purcell die Menschen zu Tränen gerührt.

Jeder kann selbst erkunden, welche Musik seine Seele

anrührt, welche die Seele anregt oder sogar aggressiv macht. Und hat man dies herausgefunden, so ist es ein leichtes, diese Musik therapeutisch einzusetzen. Will ich mich von meinen unterdrückten Tränen befreien, so höre ich die Musik, die mich zum Weinen bringt (dreimal täglich). Mit der Zeit wird sich herausstellen, daß genau diese Musik auch tröstet und die Trauer hinwegnimmt. Es kommt immer darauf an, welche Art von Emotion aufgearbeitet werden soll. Eine passende Musik gibt es in jedem Falle. Wir sollten diese Vielfalt nutzen.

Im folgenden möchte ich an einigen Beispielen zeigen, welche Musik bei welchen Emotionen hilfreich sein kann.

Thema Trauer
- Bach, Johann Sebastian: Schlußchor aus der Johannespassion und der Matthäuspassion; Orgelwerke; h-Moll-Messe: Et incarnatus est; Kantate: Ich hatte viel Bekümmernis; Arie: Seufzer, Tränen, Kummer, Not.
- Beethoven, Ludwig van: 7. Sinfonie, 2. Satz.
- Brahms, Johannes: Ein Deutsches Requiem.
- Bruhns, Nicolaus: Kantaten: Ich liege und schlafe, Ich hatte viel Bekümmernis.
- Milota, Nijam: Save me; My friend; O Liebster.
- Mozart, Wolfgang Amadeus: Requiem.
- Purcell, Henry: Funeral Music for Queen Mary; Sterbearie der Dido aus »Dido und Aeneas«.
- Schubert, Franz: Der Tod und das Mädchen.

Thema Unruhe
- Beethoven, Ludwig van: Mondscheinsonate, 3. Satz.

- Mozart, Wolfgang Amadeus: Die Zauberflöte; Arie: »Ich weiß nicht, wo ich bin, was ich tue.
- Telemann, Georg Friedrich: Ouvertüre g-Moll, 2. Satz.
- Funk-Musik, allgemein.
- Schlagzeugsoli.

Thema Erstarrung
- Purcell, Henry: King Arthur.
- Schubert, Franz: Die Winterreise: Der Wegweiser; Der Leiermann.
- Vivaldi, Antonio: Die vier Jahreszeiten: Der Winter.

Thema Aggression
- Crucifixus aus h-Moll-Messe von Johann Sebastian Bach, Missa Popularis von Claus Bantzer, Johannes- und Matthäuspassion von Johann Sebastian Bach.
- Gabriel, Peter: Passion.
- Rockmusik allgemein
- Jethro Tull: Rock Island

Thema Resignation
- Mozart, Wolfgang Amadeus: Zauberflöte: Arie der Pamina: Ach ich fühl's.
- Schönberg, Arnold: Überlebender aus Warschau.

Thema Wut
- Berg, Alban: Wozzek.
- Milota, Nijam: Save me; Noboby wants me.

Thema Neid
- Mozart, Wolfgang Amadeus: Zauberflöte: Arie der Königin der Nacht.

Thema Ironie, Arroganz, Zynismus
- Orff, Carl: Die Kluge.

Thema Eifersucht
- Bizet, Georges: Carmen.
-

Thema Angst
- Milota, Nijam: Save me.

Musik zur Meditation
- Deuter: Silence is the answer.
- Flatischler, Reinhard: Megadrums live.
- Gabarek, Jan, und das Hilliard Ensemble: Offizium.
- Hamel, Peter Michael: Stille über der Zeit.
- Horn, Paul: Inside Tadj Mahal; Inside the Great Pyramid.
- Monteverdi, Claudio: Geistliche Konzerte.
- Mysterium of Sounds & Silence: Exotic-Dance.
- Reich, Steve: Drumming.
- Shankar/Gabarek: Song for Everyone.
- Songs of the Humpbak Whale (Lieder der Wale).
- The Music of Tibet: OM tibetischer Mönche.

Heilen durch Schwingungen: die Schalltherapie nach Volf

Dr. Christian Volf arbeitete zu Beginn dieses Jahrhunderts als Physiker in den USA, unter anderem auf dem Gebiet der Elektrotechnik. Er war angestellt in einer Firma, die Sirenen herstellte und montierte. Er litt an epileptischen Anfällen. Durch ein Mißgeschick löste ein

Kollege eines Tages genau an der Sirene, an der Volf arbeitete, einen Alarm aus. Der ohrenbetäubende Lärm war kaum auszuhalten, doch hatte er eine andere Wirkung, die Volf erst später erfuhr. Nach dem Vorfall waren nämlich seine epileptischen Anfälle verschwunden.

Inspiriert durch diese Erfahrung, entwickelte Volf ein Heilverfahren, bei dem er seine Patienten Musik mit großer Lautstärke hören ließ oder ganz individuell für sie Frequenzen einsetzte, die ihre Blockaden im Kopf lösen sollten. Er kurierte neben Legasthenikern ebenso Depressive und Menschen mit psychosomatischen Leiden. Dabei diagnostizierte er mit Hilfe eines Audiometers und Stimmgabeln ganz häufig auch hormonelle Störungen.

In vielen Abhandlungen über Musiktherapie wird bestätigt, daß Musikerlebnisse (Töne, Klänge, Geräusche) das vegetative Nervensystem, den Pulsschlag, die Atmung und auch die Hormonbalance beeinflussen. Und es existieren Beschreibungen darüber, wie das Hören von Musik, die speziell für Patienten komponiert wurde, auf zahlreiche mental Kranke eine positive therapeutische Wirkung hatte. Das Besondere an der Therapie nach Volf ist, daß es sich um eine Behandlungsform handelt, bei der mit ausgesuchten Frequenzen aus dem hörbaren Bereich des Schalls oder der Musik spezielle Leiden direkt angegangen werden können. Man erzielt damit spezifische Wirkungen auf entsprechende Organbereiche.

Schallschwingungen sind ein physikalisches Phänomen, und daher ist diese Therapie den physikalischen Behandlungsformen zuzuordnen. Es gibt allerdings eine Besonderheit: Schallschwingungen werden während ihres Verlaufs von der Schallquelle über das Ohr und die Hörbahn bis zum Großhirn in Erleben umgesetzt. Dieses Erlebnis eines Tons ist eine rein menschliche Empfindung und hat eine ganz individuelle Qualität, die bei der Behandlung von Depressionen einen zusätzlichen Heilerfolg bewirkt, ohne exakt gemessen werden zu können.

Bei der Wirkung auf den körperlichen Bereich kann man allerdings genauere Daten aufweisen. So üben zum Beispiel die tiefen Frequenzen (125 bis 500 Hertz) einen Einfluß auf den Genitalbereich, den Dickdarm, das Becken und die Lendenwirbelsäule aus, wobei die klinischen Begriffe wie Hämorrhoiden, Impotenz, Ischias, Lumbago etc. als Indikation stehen. Mittlere Frequenzen (500 bis 1500 Hertz) wirken auf den Magen, hohe Frequenzen bis 8000 Hertz wirken auf die Hypophyse.

Volf hat immer behauptet, daß seine Schalltherapie insbesondere auf das endokrine Drüsensystem, also das Hormonsystem, wirkt. Mittlerweile gibt es auch hier wissenschaftliche Erkenntnisse, die seine These untermauern.

So wie Musik heilend auf den Menschen einwirken kann, so kann sie unsere Gesundheit auch in hohem Maße beeinträchtigen. Es ist der Lärm, dem wir rund um die Uhr ausgesetzt sind. Nicht nur Straßenlärm, Fluglärm, Baulärm sind es, die uns schaden. Dazu gehören auch die Dauergeräusche von Kühlschränken, Fernsehern, Waschmaschinen, Lautsprechern und dergleichen mehr. Freiwillig begeben wir uns in Lärmzonen, glauben, uns daran gewöhnen zu können.

Immer mehr Menschen erleiden Schäden an ihren Ohren. Als Folge stellen sich Störungen des vegetativen Gleichgewichts ein. Der Körper reagiert mit den verschiedensten Beschwerden: Durchblutungsstörungen der Herzkranzgefäße, Herzklopfen, Angina pectoris und Herzinfarkt. Der Grund für diese Reaktionen ist der Schall. Es ist aber nicht der Schall, der aus geordneten Frequenzen besteht, wie zum Beispiel in klassischer Musik, sondern der Schall aus chaotischen, ungeordneten Schwingungen, der uns in Form von »Schallbündeln«, die wir als Lärm bezeichnen, immer mehr umgibt. Dagegen können wir uns oft leider nicht schützen, denn wir können unsere Ohren nicht verschließen. So völlig ungeschützt, ist unser Ohr mit dem Nervensystem auf das allerengste verknüpft. Der Vagusnerv hat einen einzigen Austrittspunkt, an welchem er bis an die Körperoberfläche kommt und mit der Außenwelt Kontakt aufnimmt; und dieser Punkt sitzt im Ohr.

Alle unsere inneren Organe werden vom Vagusnerv beeinflußt. Auf seinem Weg durch den Körper versorgt er die Bronchien, das Herz, die Bauchspeicheldrüse, die Gallenblase, die Nieren, den Dünn-, den Dick- den Mastdarm und auch die Geschlechtsorgane. Es ist also von gewaltiger Bedeutung, was man diesem Nerv über die Ohren anbietet. In der Tat können durch Luftbewegungen – und nichts anderes sind Schallwellen, ob nun als Musik oder Geräusch – die unterschiedlichsten Wirkungen auf unseren Organismus erzielt werden. In vielen Fällen können wir eine heilende oder krankmachende Wirkung eindeutig feststellen.

Joachim Ernst Berendt schreibt in seinem Buch *Nada Brahma*: »Das Ohr gilt seit alters auch als ›Tor zur Seele‹. Die größte Fähigkeit des Ohres liegt in der Begabung, Mathematisches in Sinnliches, Meßbares in Unmeßbares, Abstraktes in Seelisches zu überführen. Mit keinem unserer Sinne sind wir so sehr, wie wir hörend sind! Hören heißt sein!«

LITERATUR
Joachim Ernst Berendt: *Nada Brahma,* Frankfurt 1983,
IX. Kapitel: »Tempel im Ohr«

ADRESSEN der Schalltherapeuten können erfragt werden bei
der Deutschen Gesellschaft für alternative Medizin
Gerhard Tiemeyer
Landschaftsstraße 2
30926 Seelze
Telefon/Telefax: 0 51 37/52 72

In diesem Sinne möchte die Schalltherapie das Chaos anordnen, indem sie Frequenzen anbietet, welche die inneren Strukturen, die aus der Ordnung geraten sind, sortiert. Geräuschmüll muß entsorgt werden, und durch die Blockade entstandene Funktionsstörungen auf psychischer oder körperlicher Ebene werden gelöst.

LITERATUR
Peter Michael Hamel: *Durch Musik zum Selbst,*
München 1980

Gertrud Katja Loos: *Meine Seele hört im Sehen,*
Göttingen 1996

Wolfgang Christian Schröder: *Musik, Spiegel der Seele,*
Paderborn 1995

Das Ohr ist gleichzeitig Energiezentrale, Gleichgewichtsorgan und »Horchapparat«. Es hat einen großen Einfluß auf unser vegetatives Gleichgewicht. Das Ohr entscheidet, wie wir uns gegenüber der Umwelt verhalten. Entweder fährt es die Antennen aus, damit wir uns für die Außenwelt öffnen, oder es fährt sie ein, um sich von der Welt abzukapseln.

Damit das Gehirn denken kann, braucht es auch die kleinen elektrischen Spannungen, welche durch Reize an unseren Sinnesorganen ausgelöst und über die Nervenfasern zum Gehirn weitergeleitet werden. An dieser Energiezufuhr zur Hirnrinde sind die Ohren zu etwa neunzig Prozent beteiligt. Hauptsächlich geschieht diese Aufladung durch das Hören von sehr hohen Frequenzen. Unser Ohr besitzt für den Empfang hoher Frequenzen weit mehr Nervenzellen als für den Empfang von tiefen Frequenzen. Darum wird auch die Tätigkeit der Gehirnzellen mehr von den hohen Tönen angeregt als von den tiefen. Es tritt eine wahre Aufladung des Gehirns durch hohe Töne ein, was durch das Elektroenzephalogramm (EEG) sichtbar gemacht werden kann. Das ist wichtig für unser Bewußtsein, für unsere Denkfähigkeit, unser Gedächtnis, unseren Willen – kurz, es bedeutet Vitalität und geistige Wachheit.

Bei vielen Menschen stellen wir heute immer mehr Ermüdbarkeit, Unlust, Konzentrationsmangel und Vergeßlichkeit fest. Wenn wir der Sache auf den Grund gehen, stoßen wir auf das Phänomen, daß sich das Gehör schon sehr verschlechtert hat, daß der Mensch schwerhörig geworden ist. Schwerhörige Menschen können die hohen Frequenzen nicht mehr aufnehmen, und dies kann ein Grund sein für die obengenannten Beschwerden.

Hier wird auch deutlich, warum Discomusik (Techno, Heavy Metal usw.) so schädlich ist. Diese Musik ist so beschaffen, daß sie vorwiegend aus tiefen Frequenzen besteht. Durch das Fehlen von hohen Frequenzen fällt das Aufladen der Hirnrinde mit Energie völlig weg. Verbunden mit übergroßer Lautstärke, welche zusätzlich zur Schwerhörigkeit führt, kommt es dadurch buchstäblich zu einer geistigen Betäubung.

Wem und auf welche Weise hilft die Schalltherapie?

Volf hat die Schalltherapie für folgende Krankheitsbilder empfohlen bzw. festgestellt, daß sich bei der Behandlung die Symptome verbesserten und schließlich sogar verschwanden: Depressionen, Schlafstörungen, Konzentrationsschwäche, Gedächtnisstörungen, Ängste (auch verdeckte), innere Unruhe, vermindertes Selbstwertgefühl, mangelnde Selbständigkeit, schlechte Körperhaltung, Entwicklungsverzögerung, Legasthenie, Nägelkauen, Geräuschüberempfindlichkeit, verminderte Hörfähigkeit, Migräne und Gleichgewichtsstörungen.

Wer von einer Depression betroffen ist, weiß, daß die oben angegebenen Indikationen fast alle zu einer Depression gehören können. Und bei vielen Patienten, die an einer Depression leiden, werden sich bei der Untersuchung mit dem Audiometer und der Stimmgabel Blockaden im Kopf finden. Schafft es die Schalltherapie mit ihren Frequenzen, die Blockaden aufzuheben, so wird zusätzlich zu den Selbstheilungsmechanismen eine Hilfe angeboten, die es dem Patienten möglich macht, sich wieder freier und gesunder zu fühlen.

Man kann durch die Therapie wieder mit sich selbst in Einklang und mit der Umwelt in übereinstimmende Resonanz treten, wie es im folgenden Fallbeispiel geschah. Es handelt sich um einen Bericht des Heilpraktikers Georg Nothdorf aus Bargteheide, der bereits einige Schriften über die Schalltherapie nach Volf verfaßt hat:

»Anfang November 1988 ruft mich ein Heilpraktikerkollege an. Er will mir einen Patienten schicken, mit dem er nicht so ganz zurechtkommt. Dieser Patient leide an Depressionen, und seine Chance sei die Schalltherapie. Ich sage dem Kollegen, daß ich davon nichts halte. Der sagt mir aber, daß er es dem Patienten schon versprochen habe, und so kann ich ihn erst einmal nicht ablehnen.

Am 23. November 1989 kommt er in meine Praxis. Er hat seine Frau bei sich, weil er keinen Schritt mehr ohne sie tun kann. Seit über zwanzig Jahren ist er wegen seiner Depression in Behandlung. Er ist von einem Arzt zum anderen gegangen und hat schon sieben Sanatoriumsaufenthalte hinter sich. Auch von sechs Heilpraktikern hatte er Hilfe erhofft. Alles war umsonst. Ich sei seine letzte Station.

Seinen Zustand beschreibt er folgendermaßen: Er sei labil und habe keine innere Kraft. Er kapsele sich von der Umwelt ab, habe keine Energie, sei müde und könne trotzdem nicht schlafen. Obwohl er sich hundertprozentig gesund fühle, habe er doch oft starke Schmerzen am Herzen, die bis in den linken Arm ausstrahlen. Impulsiv sei er auch; und die Nerven gingen oft mit ihm durch. Weiter sagte er, daß er ein Gerechtigkeitsfanatiker sei und auch pedantisch genau. Im Beruf müsse er immer besser sein als seine Kollegen, weil er fühle, daß er ihnen weit voraus sei. Auf der anderen Seite habe er aber immer das Bedürfnis nach Übereinstimmung, mache immer Kompromisse. Früher habe er zwei- bis dreimal im Jahr depressive Anfälle gehabt, die jetzt mindestens einmal im Monat auftreten würden.

Diese fingen immer nachts an, und dann versinke er wie in eine Röhre, aus der er nicht mehr hinaus könne. Dann sei er total außer Kontrolle und wisse nicht mehr, was er tue. Er habe Angst, daß er sich während eines solchen Zustandes das Leben nehmen könnte.

Soweit im großen und ganzen seine Schilderung. Mir ist klar, daß ich in einer Zwangslage bin, von der ich nicht weiß, wie ich ihr entgehen kann. Mir ist sehr unbehaglich zumute. Für diesen Fall fühle ich mich nicht kompetent, aber abweisen kann ich den Patienten in dieser Situation auch nicht mehr, da ich ja eine Kurzschlußreaktion befürchten muß.

Ich sage ihm also, daß die Schalltherapie seine Probleme natürlich nicht lösen kann und daß er die klassische (schulmedizinische) Therapie weitermachen muß. Davon will er aber nichts hören, das habe er alles hinter sich. Ich versuche, ihn auf die Homöopathie aufmerksam zu machen, auch darauf, daß man eventuell mehrere Möglichkeiten miteinander koppeln könnte – dieses aber nur als Begleittherapie. Die absolute Führung des Falles müßte bei seinem Hausarzt bleiben. Darauf läßt er sich ein.

Ich mache also die Stimmgabeldiagnostik (siehe Diagramm), und dabei stellt sich heraus, daß ein Schwachpunkt seine Hypophyse ist und daß er eine Angstneurose hat.

Dann schlage ich ihm eine detaillierte Vorgehensweise vor: viel Musik hören, vorrangig Mozart, ganz langsames Einschleichen mit der Schalltherapie. Dazu eine Hormonstimulation und eine homöopathische Behandlung. Alle Schritte werden mit dem Hausarzt abgestimmt. Die Therapie wird ein gutes halbes Jahr durchgeführt. In dieser Zeit war er fünfmal bei mir in der Praxis, und wir hatten telefonischen Kontakt. Sein Zustand verbesserte sich ständig bis auf einen stärkeren Rückfall im Januar 1990.

Bei seinem letzten Besuch sagte er mir, daß die Depressionen zu 99,9 Prozent weg seien und daß er mit dem Rest gut fertig werde. Er komme jetzt nervlich besser klar und habe sich auch in der Gewalt.

Wenn ihm vor einem Jahr jemand gesagt hätte, ein Musiktherapeut würde ihm helfen können, den hätte er ausgelacht. Schließlich sei er ja durch alle wissenschaftlichen Instanzen ohne Erfolg durchgeschleust worden.

Jetzt führe er ganz allein nach Schweden und mache dort eine Kanutour. Nach seiner Meinung könne er das nur, weil meine Therapie bei ihm die Wende gebracht und ihm geholfen habe.

Übrigens ist er die drei letzten Male ohne seine Frau in die Praxis gekommen. Seitdem habe ich keine Nachricht mehr von ihm, was ich als gutes Zeichen werte.«

Die Anamnese (= Aufnahme der Krankheitsgeschichte) eines Depressionsfalles beginnt mit der Audiometrie, dem Messen der Hörfähigkeit. Das Audiogramm gibt dem Behandler Aufschluß über den Zustand der Chakren, der Streßfaktoren, der Emotionen, der Unterdrückungen, der

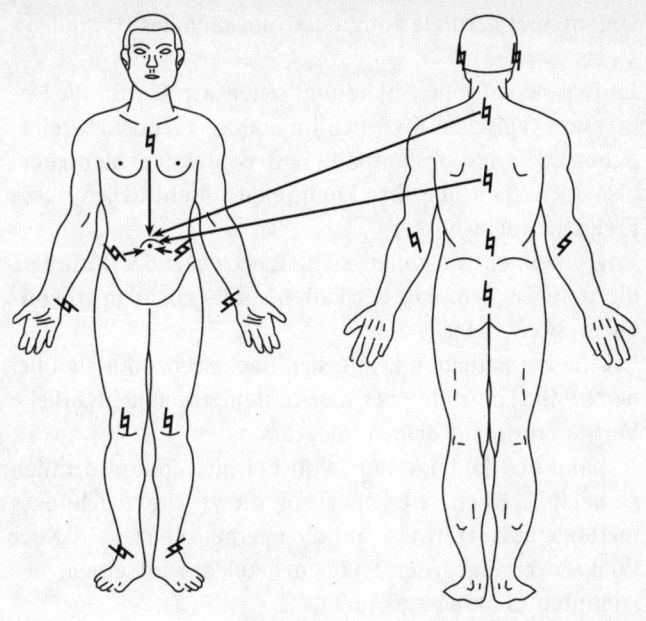

Auch bei der Stimmgabeldiagnose bekommen wir einen Hinweis auf die Depression. Wenn die Zielpunkte der Schwingungen im Körper auf eine Blockade hinweisen, so erkennt man
unschwer, daß in diesem Fall der Solarplexus betroffen ist.
Dies bestätigt unsere These über den »Sitz der Depressionen«.

Organe und der Belastung oder Blockade des Hormonsystems.

Im Beispiel 1 (siehe Abbildung) sehen wir den für die Depression typischen Einbruch im 6000er-Frequenzbereich. Schon Volf hat festgestellt, daß depressive Menschen, also Menschen, die ihre Emotionen unterdrücken, diese Frequenz nicht hören.

Wir erkennen außerdem sich überkreuzende Hörlinien, die dafür stehen, daß der Patient unter nicht unerheblichem Streß steht.

Bei diesem Patienten zeigte sich nach sechs Monaten bei der Erfolgskontrolle über die Audiometrie eine deutliche Verbesserung auf dem Audiogramm.

Anhand des Audiogramms von Beispiel 2 kann deutlich gemacht werden, wie man mit dieser Untersuchungsmethode auch Hinweise auf die energetische Qualität der Chakren erhält. Jeder Frequenzbereich wird einem bestimmten Chakra zugeordnet.

– 0,25 Kilohertz: Wurzel-Chakra (Unterleib),
– 0,5 Kilohertz: Polaritäts-Chakra (Darmbereich),
– 1 Kilohertz: Solarplexus (Magen, Milz, Leber),
– 2 Kilohertz: Kehlkopf-Chakra (Schilddrüse, Hals),
– 4 Kilohertz: Drittes Auge (Kopfmitte, Hormonsystem),
– 6 Kilohertz: Kronen-Chakra (Bewußtsein).

Frequenzspitzen deuten auf eine Blockade in dem jeweiligen Chakra hin. Im Beispiel zeigt das Audiogramm eine massive Blockade im Bereich des Herz-Chakras. Dieser Patient hat ganz offensichtlich Herzensprobleme, die er jedoch zu unterdrücken versucht.

Tritt eine Frequenzspitze im 4000er-Bereich auf (siehe

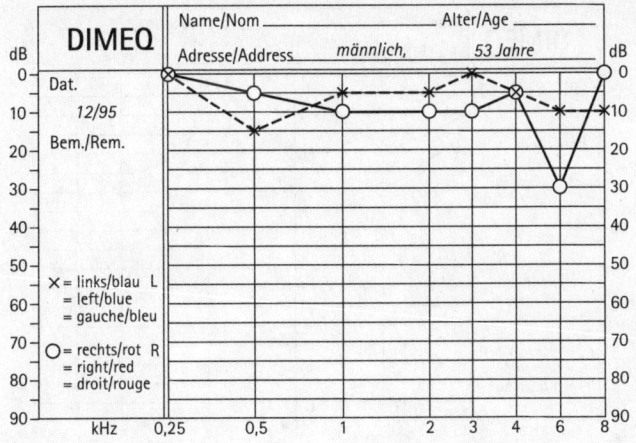

Beispiel 1: Depression

Beispiel 3), so kann davon ausgegangen werden, daß eine hormonelle Störung vorliegt. Die Hypophyse wird in diesem Fall nicht genügend mit Energie versorgt. Die Diagnose des Audiogramms kann durch ein Stimmgabeldiagramm unterstützt und bestärkt werden.

Eine schwingende Stimmgabel mit der Frequenz 128 Hertz wird mit ihrem Stiel auf bestimmte Körperpunkte aufgesetzt. Die untersuchte Person spürt nun die Schwingungen an der Stelle konzentriert, an der die Stimmgabel aufgesetzt wird, aber sie spürt sie auch dort, wo Blockaden im Energiesystem vorhanden sind. Diese Angaben werden in ein Schema eingezeichnet, und der Behandler erhält so ein Schwingungsmuster (siehe Abbildungen).

Das Stimmgabeldiagramm 1 zeigt einen Menschen ohne

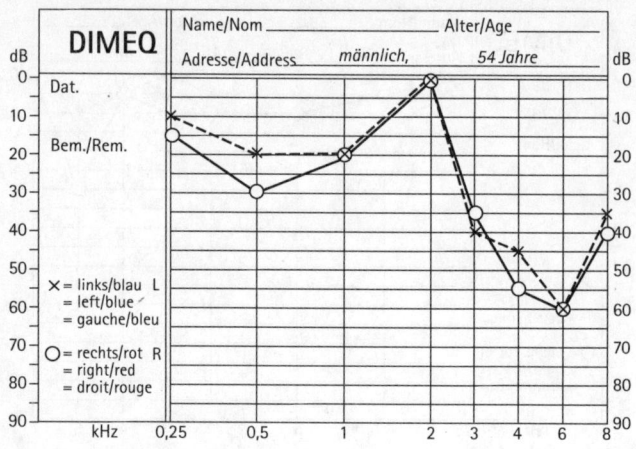

Beispiel 2: Blockaden in den Chakren

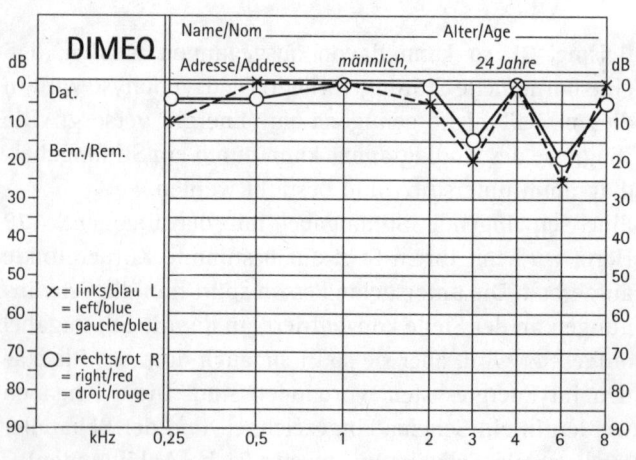

Beispiel 3: Die Beteiligung des Hormonsystems

Blockaden. So würde ein gesundes Schwingungsmuster aussehen.

Diagramm 2 zeigt, daß die Schwingungen in den Bauch, ins Herz und in den Kehlkopf wandern. Die hohe Beteiligung der Finger deutet auf eine Belastung des Kopfes: Der Patient hat auch Migräne. Der Solarplexus ist blockiert, womit bestätigt ist, daß er unter seinen unterdrückten Emotionen leidet.

Hat der Schalltherapeut herausgefunden, wo sich die Blockaden befinden, kann er gezielt mit einem Frequenz- bzw. Sinusgenerator Schwingungen erzeugen, welche die Energien wieder in Fluß bringen. Darüber hinaus erfährt der Patient über die Diagnose, welches die Lebensthemen sind, die er zu bearbeiten hat.

Jin Shin Jyutsu

Ähnlich wie bei der Schalltherapie wird bei der Jin-Shin-Jyutsu-Therapie mit Energien geheilt, genauer gesagt, der Behandler sorgt dafür, daß beim Patienten über die Energiezufuhr Selbstheilungskräfte wieder angeregt werden und damit der Heilungsprozeß beschleunigt wird.

Über viele Jahrhunderte hinweg war die Kunst des Jin Shin Jyutsu in Japan von einer Generation zur anderen in mündlicher Überlieferung weitergegeben worden. Im Laufe der Zeit verwässerte sich jedoch das Wissen, oder es geriet ganz in Vergessenheit. Meister Jiro Murai ist es zu verdanken, daß es uns heute wieder zur Verfügung steht. Er entdeckte die Schriften des Jin Shin Jyutsu und widmete sein ganzes Leben der Erforschung und Erneuerung dieser Kunst.

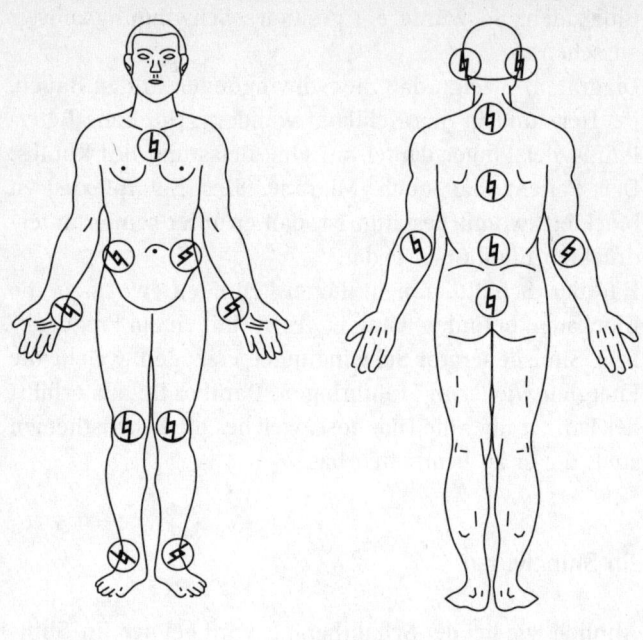

Stimmgabeldiagramm 1: gesundes Schwingungsmuster

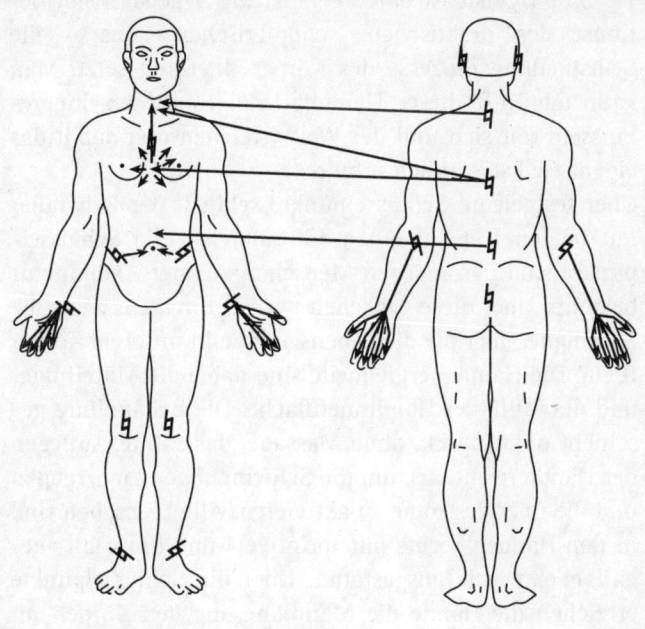

Stimmgabeldiagramm 2: Patient, männlich, 53 Jahre

Jin Shin Jyutsu ist eine Technik, die – gepaart mit der Kunst des praktischen, schöpferischen Tuns – die Selbstheilungsprozesse des Körpers in Gang setzt. Man kann mit Hilfe dieser Therapie Leiden auflösen, inneres Einssein mit sich und der Welt erreichen und damit das eigene Selbst wirklich erfahren.

Über festgelegte Schlüsselpunkte schließt der Behandler mit beiden Händen einen »Stromkreis«. Die Schlüsselpunkte sind den meisten Menschen aus der Akupunktur bekannt. Über diese erreichen wir auf direktem Wege die Meridiane, über die die Lebensenergie in unserem Körper fließt. Die Hauptenergiequelle sind dabei die Mittelfinger und die Mitte der Handinnenfläche. Die Behandlung geschieht ohne Druck, ohne Massage, das sanfte Auflegen der Hände reicht aus, um die Schwingungen zu erzeugen und die Energieströme zu aktivieren. Alle Menschen sind in den Händen rechts mit »positiver« und links mit »negativer« Energie ausgestattet. Über die Schlüsselpunkte erreichen die Hände die Meridiane, die den Körper mit Energie versorgen. So entstehen Spannungsfelder (Stromkreise), die auf das Energiesystem des Körpers Einfluß nehmen können und verlorengegangene Energie wiederbeleben.

Die Kunst dieser Behandlungsform muß gut beherrscht werden, gerade bei der Depression ist an dieser Stelle darauf hinzuweisen, daß nicht jeder Mensch Depressionen behandeln kann oder darf. Er wird es daran merken, daß ihn eine Behandlung völlig erschöpft. Der Ursprung liegt darin, daß der Depressive es schafft, dem Behandler seine positiven Energien zu entziehen und ihn mit seinen negativen Energien aufzufüllen. Es dürfen nur diejenigen, die selbst gesund, oder anders gesagt, heil sind, therapieren. Depressive sind für die Behandler wie »Vampire«. Sie bemächtigen sich jeder Energie, die sich ihnen bietet. Bei Depressiven besteht der Unterschied zu anderen Patienten darin, daß sie ihre negativen Energien auch an den Behandler abgeben können.

So ist es also von größter Bedeutung, daß der Behandler hundertprozentig gesund ist und in der Lage, seine positiven Energien zu schützen. Die große Meisterin des Jin Shin Jyutsu, Mary Burmeister, warnte vor der Behandlung von Depressionen mit dieser Therapie. Ich warne auch davor, schränke aber ein, daß es für die Kranken eine große Hilfe ist, wenn man es kann.

Wir haben oft davon gesprochen, daß es notwendig ist, dem Depressiven wieder zu seiner Eigenverantwortlichkeit zu verhelfen. Jin Shin Jyutsu ist hervorragend dazu geeignet, da es bestimmte Meridiane in Selbstbehandlung versorgen kann. Jeder Patient vermag sein Thema mit dieser Therapie zu behandeln, ja es ist sogar möglich, diese Heilmethode auch im »Lähmungszustand« bzw. dann, wenn der Körper nicht beweglich genug ist, zu erlernen und anzuwenden.

Man kann bei der Behandlung angezogen bleiben. Sie wird ohne Druck, Reibung oder Massage ausgeführt, der Kontakt reicht aus, damit Energie in den Körper eindringt. Sie zirkuliert bis tief in die Knochen und ins Knochenmark.

Zur Selbsttherapie sollte man entspannt sitzen oder liegen, jede Anspannung würde die Arbeit blockieren. Sitzt man bei der Behandlung, so ist darauf zu achten, daß die Beine nicht übereingeschlagen werden. Die Verweildauer auf den einzelnen Punkten richtet sich ganz nach der Qualität der Pulse. Ziel ist es, daß die Pulse gleichmäßig

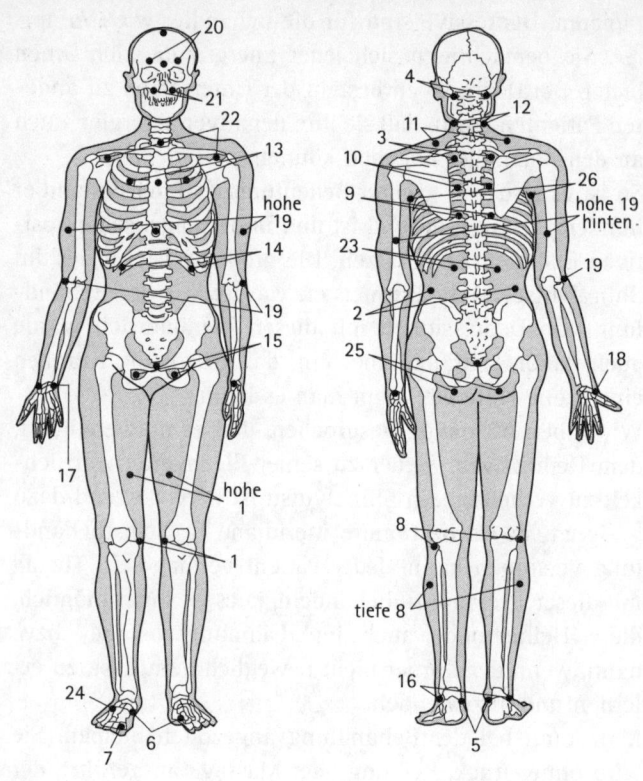

Schlüsselpunkte

und nicht zu stark in beiden Händen zu spüren sind. Die maximale Behandlungszeit auf einem Punkt sollte nicht länger als acht Minuten betragen.

Man darf sich mehrere Male am Tag behandeln und kann davon ausgehen, daß man mit dieser Therapie in der Selbstbehandlung keine Fehler macht. Ein Depressiver sollte am Morgen, genau dann, wenn ihm die Energie zum Aufstehen fehlt, damit beginnen.

SCHLÜSSELPUNKTE

Schlüsselpunkte sind – ähnlich wie bei den Akupunkturpunkten – bestimmte Stellen am Körper, über die man die Meridiane erreicht.

Die Schlüsselpunkte sind äußerst empfindliche Stellen, das liegt daran, daß sie – genau wie die Chakren – den Kontakt zum feinstofflichen Körper herstellen.

Bei der Behandlung sollte man sich und die Reaktionen des Körpers genau beobachten, äußere Ablenkung in Form von Unterhaltung oder Fernsehen können den Erfolg beeinträchtigen. Ideal wäre es, wenn zuvor in der Vorstellung die Fuß-Chakren geöffnet werden. Damit holt man sich die Energien aus der Erde und schickt nicht nur seine eigenen wenigen Energien durch den Körper. Wer Erfahrungen mit Meditationen hat, sollte eine solche vor die Behandlung setzen, um damit weiteres Energiepotential zu nutzen. Hier ist die Lichtmeditation ganz besonders geeignet.

Zur Selbstbehandlung benutzt man seine beiden Hände, da es notwendig ist, einen »Stromkreis« zu schließen. Die

Hauptenergie strömt aus den Mittelfingerkuppen und aus der Handmitte. Es wird also sinnvollerweise der Mittelfinger auf den angegebenen Punkt (Schlüsselpunkt) gelegt. Dieses sollte wie gesagt ohne Druck geschehen. Der Zeige- und Ringfinger liegen, genau wie die Handfläche, flach auf dem Körper.

Beim Auflegen des Mittelfingers können unterschiedliche Reaktionen (Pulsieren) spürbar werden, die folgendermaßen unterschieden werden müssen:

1. Man fühlt kein bzw. ein sehr schwaches Pulsieren: In diesem Fall sind zuwenig Energien vorhanden, die Depression ist also weit fortgeschritten. Eine regelmäßige Selbstbehandlung ist hier nötig. Ich empfehle zweimal täglich die »Kleine Mittellinie«, die weiter unten beschrieben wird. Sollte das Pulsieren sich nicht verbessern bzw. eine Verbesserung des Allgemeinzustandes hergestellt werden, so ist dringende Hilfe zur Selbsthilfe von einem Therapeuten nötig.
2. Man fühlt ein Flimmern oder Vibrieren: Bei dieser Pulsierqualität sind Unregelmäßigkeiten auf den Energiebahnen vorhanden. Es lohnt sich, häufig selbst Behandlungen durchzuführen, um die blockierten Energiebahnen durchgängig zu machen. Bei intensiver Behandlung verändert sich das Vibrieren in starkes Pulsieren.
3. Starkes Pulsieren: Diese Pulsierqualität deutet auf Hilferufe des Körpers hin, der nach Energien verlangt, um seine Selbstheilungskräfte zu aktivieren. Stark pulsierende Punkte sollten so lange gehalten werden, bis sich das Pulsieren beruhigt.
4. Ungleichmäßiges Pulsieren: In diesem Fall kommt es

darauf an, ein gleichmäßiges Pulsieren beider Punkte zu erreichen.

5. Gleichmäßiges Pulsieren in Stärke und Rhythmus: Dieser Zustand deutet auf gesunde Energiebahnen hin, die gut versorgt und nicht blockiert sind. Dieser Zustand ist für die Behandlung erstrebenswert.

Zwei der wichtigsten Selbstbehandlungen im Jin Shin Jyutsu bei Depressionen sind die sogenannte »Kleine Mittellinie«, die vorrangig die Chakren mit Energie versorgt, und der Milz-Pankreas-Meridian, der in Asien auch »Das Tor zur Seele« genannt wird.

Die Kleine Mittellinie
Der Mittelfinger der rechten Hand ruht auf der Kopfmitte (Fontanelle). Dieser Punkt ist am besten zu finden, wenn man ihn in der »Verlängerung« der Ohren nach oben in der Mitte des Kopfes sucht. Die rechte Hand bleibt während der gesamten Übung auf diesem Punkt.
Die linke Hand wandert auf folgende Punkte (siehe auch die Abbildung: »Kleine Mittellinie«):

1. zwischen den Augenbrauen (»Drittes Auge«),
2. Nasenspitze,
3. Kehlkopf (Kehlkopf-Chakra),
4. Brustbeinmitte (Herz-Chakra),
5. Brustbeinspitze,
6. Solarplexus (zwischen Brustbeinspitze und Nabel),
7. Schambein (Polaritäts-Chakra)
8. Steißbein (Wurzel-Chakra).

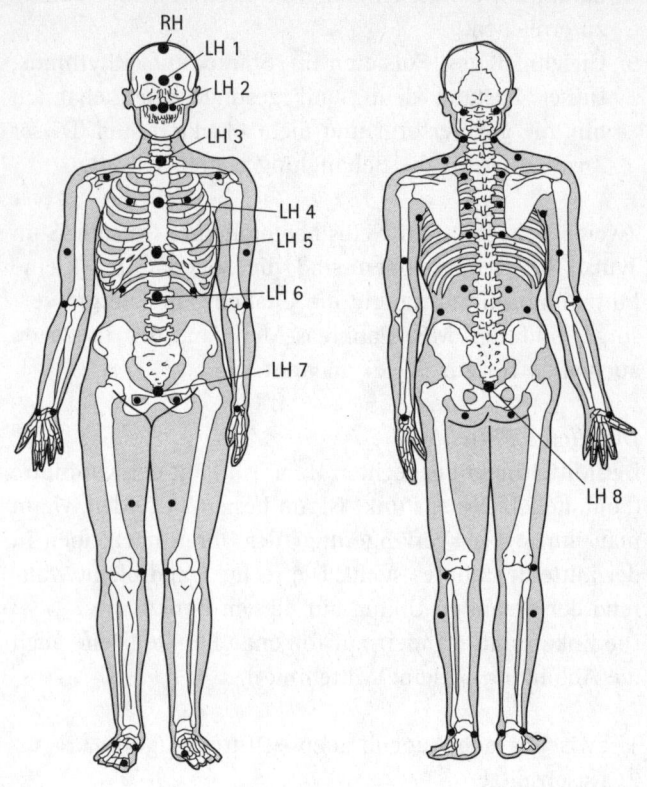

Kleine Mittellinie

Es ist empfehlenswert, jeden Punkt vier Minuten zu halten, so dauert diese Übung zirka dreißig Minuten. Es ist jedoch auch sinnvoll, sich einzelne Griffe herauszunehmen, um bestimmte Themen zu bearbeiten. Dazu beschreibe ich im folgenden die Bedeutung der einzelnen Punkte:

1. Der Stirnpunkt (Drittes Auge) stärkt das Gedächtnis und das Gehirn, macht den Kopf klar.
2. Der Nasenspitzenpunkt wirkt auf den Unterleib.
3. Der Kehlkopfpunkt fördert die Energien im Kopf, wirkt auf die Emotionen und auf die Schilddrüse.
4. Der Brustbeinpunkt wirkt auf die Atmung, auf die Luft- und Speiseröhre und auf das Hormonsystem.
5. Die Brustbeinspitze ist ein zusätzlicher Punkt zum Thema Atmung.
6. Der Solarplexuspunkt bringt Beruhigung und erleichtert die Meditation.
7. Der Schambeinpunkt ist der Entspannungspunkt für sämtliche Energien, egal, ob sie nach oben oder nach unten fließen.
8. Der Steißbeinpunkt ist der Motor der Energien, er setzt in Bewegung, was stagniert und blockiert ist.

Milz-Pankreas-Meridian
Dieser Strom (auch »Das Tor zur Seele« genannt) bringt bei den Symptomen und Beschwerden der Depression große Hilfe. In Asien wußte man schon vor Tausenden von Jahren um seine Wirkung bei den Symptomen, wie sie auch bei der Depression auftreten. So steht in der Schrift des Meisters Murai folgende Geist- und Gemütsverfassung: geistige Ermüdung, Depressionen, Nervosi-

tät, Ängstlichkeit, Probleme des Nervensystems, Ermüdung trotz reichlichen Schlafs.

Die Punkte werden der Reihe nach gegriffen. Wie bei der Mittellinie beträgt die Verweildauer etwa vier Minuten pro Punkt. Es empfiehlt sich, die Übung einmal am Tag zu praktizieren, man wählt sich einen Strom aus und wechselt von einem Tag auf den anderen von rechts nach links. Dieser Strom kann natürlich mehrere Male am Tag wiederholt werden.

Magenmeridian-Kurzgriff

Auch beim Magenmeridian finden wir das Thema Depression, und ich will diesen Strom nicht unerwähnt lassen, weil der Kurzgriff immer und überall zum Einsatz kommen kann (Kino, vor dem Fernseher usw.). Dieser Kurzgriff ist ebenfalls ideal, wenn einem »etwas auf den Magen geschlagen« ist.

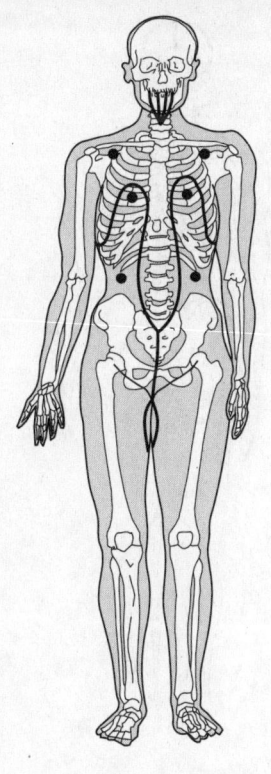
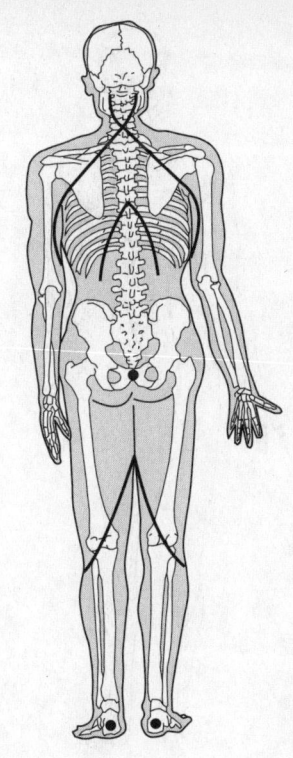

Milz-Pankreas-Meridian

Linker Strom:
rechte Hand – Steißbein
linke Hand – linke 5
linke Hand – rechte 14
rechte Hand – linke 13
rechte Hand – rechte 22

Rechter Strom:
linke Hand – Steißbein
rechte Hand – rechte 5
rechte Hand – linke 14
linke Hand – rechte 13
linke Hand – linke 22

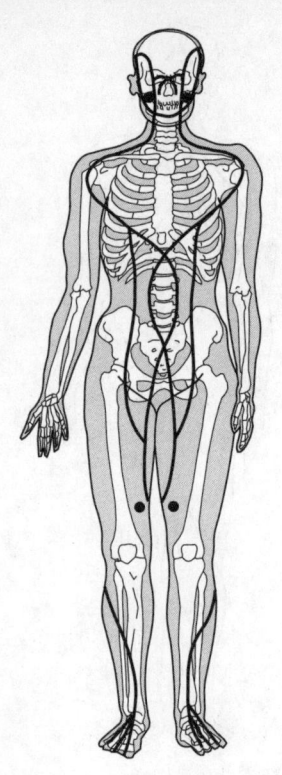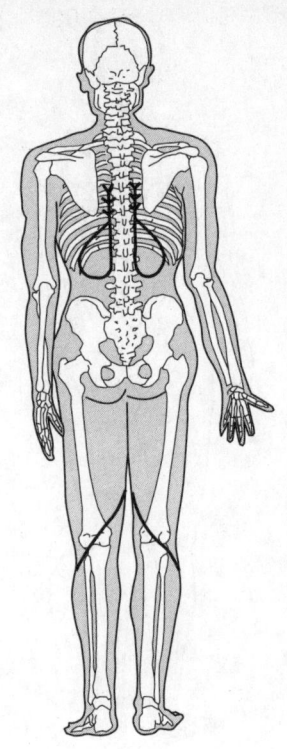

Magenmeridian-Kurzgriff

rechte Hand – linke 21
linke Hand – rechte hohe 1
oder
linke Hand – rechte 21
rechte Hand – linke hohe 1
(Punkte: siehe Abbildung »Schlüsselpunkte«)

Hilfe durch die Homöopathie

LITERATUR

Samuel Hahnemann: *Organon der Heilkunst,* Stuttgart 1982
(Nachdruck Haug Verlag, Heidelberg)

Dana Ullman: *Homöopathie. Die sanfte Heilkunst,*
München 1992

Die Homöopathie ist eine auch für depressive Menschen geeignete Heilmethode, die auf dem Ähnlichkeitsprinzip (Simile-Prinzip) basiert. Ihr Name ist aus den griechischen Wörtern *homoios* (= »ähnlich«) und *pathos* (= Leiden«) zusammengesetzt und stammt von ihrem Begründer, dem Arzt, Apotheker und Chemiker Samuel Hahnemann (1755–1843).

Das Simile-Prinzip besagt, daß »Ähnliches mit Ähnlichem« geheilt werden kann (»Similia similibus curentur«). Ein Kranker kann mit einem Mittel behandelt werden, das bei einem Gesunden dieselben oder ähnliche Symptome hervorruft wie die Krankheit beim Kranken. Hahnemann hatte diese Vermutung bestätigt, indem er in einem Selbstversuch Chinarinde einnahm, woraufhin er selbst malariaähnliche Symptome aufwies. Das verdünnte/dynamisierte Mittel China als das Simile heilte ihn.

Im Laufe der Jahre erprobte er viele Mittel für verschiedene Krankheiten und seine Anhänger haben die Arbeit nach seinem Tode fortgesetzt. Heute steht ein umfangreiches »Repetitorium« an Heilmitteln zur Verfügung, die individuell nach den Symptomen des jeweiligen Patienten ermittelt werden. Die Aufgabe eines Homöopathen besteht also darin, für seinen Patienten ein »Simile« zu finden. Dafür benötigt er vom Patienten eine genaue Beschreibung aller Symptome, des Gemütszustandes, der Charaktereigenschaften, früherer Schockerlebnisse, der Unfälle, der Krankheiten, der Vorfahren, der Krankenhausaufenthalte und der gleichen mehr.

Hahnemann war der Auffassung, daß die örtlichen Krankheitszeichen, die Symptome, gar nicht die Krankheit selbst sind, sondern nur ihr nach außen sicht- und fühlbarer Ausdruck. In Wirklichkeit ist eine tief im Zentrum des Menschen wirkende Kraft aus der Ordnung geraten, was ihn dann krank macht. Hahnemann nannte sie die Lebenskraft. Sie ist nichts Materielles, sondern als »dynamisch, energetisch, geistartig zu verstehen«. Diese Lebenskraft gibt dem materiellen Teil unseres Organismus, der aus Atomen, Molekülen, Zellen, Zellverbänden, Organen und so weiter besteht, überhaupt erst das Leben. Sie erhält und steuert alle biologischen Vorgänge und sagt allen Bausteinen dieses Organismus, was sie zu tun und zu lassen haben. So bringt sie Harmonie und Ordnung in das gesamte System. Wenn nun irgendwo Krankheitszeichen auftreten, dann ist das ein Zeichen dafür, daß die Lebenskraft aus der Harmonie geraten ist. Erst unter dieser Bedingung können Bakterien oder Viren angreifen. Doch auch ohne die Erreger, nämlich auf feinstofflicher, nicht organischer Ebene (zum Beispiel durch Unterdrückungsmechanismen des eigenen Selbst), kann der Mensch in Unordnung geraten.

ADRESSEN

Hahnemann-Gesellschaft, Organisation klassisch homöopathisch arbeitender Ärzte
Telefon: 02 11/58 99 12

Homöopathie-Forum
Organisation klassisch homöopathisch arbeitender Heil-
praktiker e. V.
Telefon: 0 89/8 50 03 56

Die Aufgabe eines Heilers besteht also darin, durch geeignete Arzneien wieder Ordnung und Harmonie im Bereich der Lebenskraft anzuregen. Sie ist die einzige und
richtige Stelle, an der Heilung erst geschieht.

Da die Lebenskraft nichts Materielles ist, sondern etwas
Energetisches, Dynamisches, müssen auch die Medikamente, die sie wieder zur Harmonie bringen sollen,
nichts Materielles sein. Hahnemann hat daher ein be-
stimmtes Verfahren entwickelt, durch das die Heilstoffe
entmaterialisiert werden und doch ihre Wirksamkeit be-
halten, ja sie sogar wesentlich steigern. Man nennt es die
»Potenzierung«. Dabei wird der Ausgangsstoff der Arznei
stufenweise verdünnt und bei jeder Stufe kräftig ge-
schüttelt oder verrieben. Viele Stoffe erhalten dadurch
überhaupt erst ihre tiefe heilende Kraft, wie zum Beispiel
Kochsalz, Eisen, Gold oder Kupfer.

Manche Menschen spotten über diese homöopathischen
»Hochpotenzen«, in denen kein Molekül der Ausgangs-
substanz mehr vorhanden ist. Sie können trotz der
überwältigenden Heilerfolge der Homöopathie nicht

nachvollziehen, daß sie auf der energetischen Ebene wirkt.

Obwohl homöopathische Medikamente »harmlos« sind und keine Nebenwirkungen haben, können sie erhebliche Reaktionen auslösen. Diese sind zumeist ein günstiges Zeichen, da das homöopathische Präparat im Gegensatz zum chemischen, das die Krankheitssymptome weiter unterdrückt, die Unterdrückungen des Körpers und der Seele herausfindet und eine Möglichkeit schafft, daß wir uns von ihnen befreien. Man nennt diesen Effekt auch »Erstverschlimmerung«. Homöopathische Behandlungen haben häufig seelische und vor allem körperliche Reinigungen zum Inhalt. Bei der homöopathischen Behandlung von Depressionen richtet sich der Therapeut vorrangig nach den psychischen Symptomen.

Auf dem Buchmarkt gibt es ein großes Angebot an Selbstheilungsbüchern. Im Falle der Depression sollte jedoch ein klassischer Homöopath zu Rate gezogen werden.

Bachblütentherapie bei Depressionen

Die Bachblütentherapie kann bei Depressionen im ersten und zweiten Stadium eine große Hilfe sein. Da der Depressive gezwungen ist, sich mit seiner Seele auseinanderzusetzen, dürfen die Bachblüten, die vorrangig auf die Seele wirken, bei einer Erwägung der möglichen Therapien nicht fehlen.

Der Begründer der Blütentherapie, der englische Arzt Dr. Edward Bach (1886–1936), hatte sich intensiv mit den Lehren Hahnemanns auseinandergesetzt. Er war der Auffassung, daß verschiedene Krankheitsmuster in einer Verbindung mit typischen Persönlichkeitsmerkmalen stehen. Sein Heilverfahren beruht auf der energetischen Wirkung von 37 Blütenessenzen und von Quellwasser (Rock Water), außerdem kommt in Notfallsituationen ein Erste-Hilfe-Mittel zum Einsatz (Rescue Remedy, Notfalltropfen), das aus mehreren Bachblütenessenzen besteht. Bach teilte die Persönlichkeitstypen in sieben Hauptgruppen ein, denen er die Essenzen zuordnete. Die Persönlichkeitstypen sind durch die Eigenschaften (1) Angst, (2) Unsicherheit, (3) mangelndes Interesse an der Gegenwart, (4) Einsamkeit, (5) Überempfindlichkeit auf Einflüsse, (6) Mutlosigkeit und Verzweiflung sowie (7) übertriebene Fürsorge gekennzeichnet. Er schrieb:

»Krankheit ist weder Grausamkeit noch Strafe, sondern einzig und allein ein Korrektiv; ein Werkzeug, dessen sich unsere eigene Seele bedient, um uns auf unsere Fehler hinzuweisen, um uns von größeren Irrtümern zurückzuhalten, um uns daran zu hindern, mehr Schaden anzurichten – und uns auf den Weg der Wahrheit und des Lichts zurückzubringen, von dem wir nie hätten abkommen sollen.‹

Das System der Bach-Blüten läßt sich aus dieser Sicht als ›Heilung durch Reharmonisierung des Bewußtseins‹ bezeichnen. Es bringt uns an den Schaltstellen unserer Persönlichkeit, an denen Lebensenergie in falschen Bahnen läuft oder blockiert ist, wieder in harmonischen Kontakt mit unserer Ganzheit.«

Bach schrieb im Jahre 1934 über die Wirkung seiner Blütenessenzen:

»Bestimmte wildwachsende Blumen, Büsche und Bäume höherer Ordnung haben durch ihre hohe Schwingung die Kraft, unsere menschlichen Schwingungen zu erhöhen und unsere Kanäle für die Botschaften unseres spirituellen Selbst zu öffnen; unsere Persönlichkeit mit den Tugenden, die wir nötig haben, zu überfluten und dadurch die Mängel auszuwaschen, die unsere Leiden verursachen. Wie schöne Musik oder andere großartige, inspirierende Dinge sind sie in der Lage, unsere ganze Persönlichkeit zu erheben und uns unserer Seele näher zu bringen. Dadurch schenken sie uns Frieden und entbinden uns von unseren Leiden. Sie heilen nicht dadurch, daß sie die Krankheit direkt angreifen, sondern dadurch, daß sie unseren Körper mit den schönen Schwingungen unseres Höheren Selbst durchfluten, in deren Gegenwart die Krankheit hinwegschmilzt wie Schnee an der Sonne. Es gibt keine echte Heilung ohne eine Veränderung in der Lebenseinstellung, des Seelenfriedens und des inneren Glücksgefühls.« (Zitat: *Selbsthilfe durch Bachblüten-Therapie*, München 1981)

Wenn Bach davon ausgeht, daß diese Blüten durch die Seele heilen, so wird auch die Hauptkrankheit der Seele, die Depression, direkt von diesen Blüten betroffen werden. Deshalb empfehle ich, einen Arzt oder Heilpraktiker aufzusuchen, der sich in der Anwendung der Bachblütentherapie versteht.

LITERATUR

Edward Bach: *Blumen, die durch die Seele heilen*
München 1987

Mechthild Scheffer: Original Bach-Blütentherapie, Lehrbuch für die Arzt- und Naturheilpraxis, Jungjohann 1995

Dieter Knapp: *Die strahlende Kraft der Bachblüten,* mit Energiefeldfotografien und Begleitbuch, Delphi bei Droemer Knaur, München 1997

ADRESSEN von Therapeuten sind zu beziehen bei:
Bachblüten-Institut
Lippmannstraße 57
22769 Hamburg
Telefon: 0 40/4 31 87 80
Telefax: 0 40/43 52 53

Wie gesagt sind die Bachblüten eine große Hilfe, wenn man mit der Depressionstherapie schon im ersten und zweiten Stadium beginnt. Ganz selten helfen sie neben einer schulmedizinischen Psychopharmakabehandlung. Dies gilt auch für die Homöopathie. An dieser Stelle wird wieder einmal deutlich, daß man nicht allzulange warten darf, bis man sich auf die Belange der Seele einläßt.

Moxibustion

LITERATUR
Gabriel Stux: *Akupunktur, Akupressur und Moxibustion,*
Berlin 1990

Die Moxibustion (Brenntherapie mit getrocknetem und pulverisiertem Beifuß) ist in der traditionellen chinesischen Medizin ein wesentlicher Bestandteil der Nadel- und-Brenn-Therapie (Zhen-Jiu), wovon im Westen vor allem das Stechen (Akupunktur) bekannt ist. Die Beifußblätter werden über den entsprechenden Akupunkturpunkten an der Körperoberfläche angezündet, wodurch sich Energieblockaden auflösen.

Die Moxibustion hat eine jahrtausendealte Tradition. Diese Therapie wird bei einer Schwäche der Lebensenergie empfohlen. Die Hauptanwendungsgebiete sind chronische Erkrankungen, psychische Depressionen, Schwächezustände und Erschöpfungsreaktionen. Neue Untersuchungen in Japan konnten eine immunitätssteigernde Wirkung nachweisen.

Hatha-Yoga

LITERATUR

Selvarajan Yesudian und Elisabeth Haich: *Sport und Yoga*, Engelberg/Schweiz 1972

Dies.: *Raja-Yoga*, Engelberg/Schweiz 1971

Denise und André Lysebeth: *Meine tägliche Yogastunde*, Stuttgart 1981

Hatha-Yoga ist das Wissen um die Gesunderhaltung des Körpers. Unser Körper wird von positiven und negativen Strömungen belebt, und wir können diese Strömungen durch Atem- und Körperübungen ins Gleichgewicht bringen, können etwaige Mängel ausgleichen und mit Lebenskraft erfüllen, was bedeutet, daß wir uns – wenn uns dies gelingt – vollkommener Gesundheit erfreuen.

Yoga führt uns zum engen Zusammenklang von Körper und Seele. So reagiert der Körper auf die kleinsten Regungen der Seele, und die Seele empfindet nachhaltig den Zustand des Körpers. Hatha-Yoga weiß um diese Wechselwirkung und macht beide gesund: Körper und Seele.

In einem kranken Körper wird es sehr schwer sein, das Selbstbewußtsein zu entwickeln bzw. wiederherzustellen. So wird deutlich, wie wichtig es ist, den Körper zu schulen, ihn zu beherrschen und die Basis dafür zu schaffen, daß die Arbeit am eigenen Selbst, an der Seele, am eigenen Lebensplan und Sinn möglich wird. Die Hauptbedingung der Gesundheit ist es, das Selbstbewußtsein zu erweitern und in alle Teile des Körpers fließen zu lassen. So können wir verhindern, daß die Ordnung gestört wird, und Krankheiten vorbeugen. Sollte aber die Krankheit schon dasein, so können wir diese Ordnung bewußt wiederherstellen. Hier finden wir die gemeinsame Basis mit Jin Shin Jyutsu und auch zu den anderen Therapien. Hatha-Yoga-Kurse werden überall angeboten. Es gibt auch in kleineren Städten Yoga-Schulen. Manche Volkshochschulen führen ebenfalls Yoga-Kurse durch.

Pflanzliche »Antidepressiva«

Johanniskraut
Seit jeher wird das Johanniskraut (Hypericum perforatum) zur Behandlung von psychischen Erkrankungen nicht nur in Europa eingesetzt. Schon die griechischen Ärzte der Antike nutzten das Kraut, um Leiden zu lindern.
Im Christentum stand diese Pflanze als Metapher für das Licht, da die Blüten an die Helligkeit der Sonne erinnern. Seit dem 6. Jahrhundert ist der Name »Johanniskraut« geläufig, weil die Pflanze dem Märtyrer Johannes dem Täufer geweiht wurde. Im Mittelalter verwendete man den Namen »Teufelsflucht«, ein Hinweis darauf, daß man der Meinung war, mit diesem Kraut den Teufel austreiben zu können, von dem der psychisch Kranke nach damaligem Wissen besetzt war. Paracelsus fand 1525, daß es wohl in der Lage sei, Geister und Wahnideen, die die Menschen zur Verzweiflung bringen, zu vertreiben. In einem Kräuterbuch aus dem 17. Jahrhundert heißt es, daß

Johanniskraut gegen die fürchterlichen melancholischen Gedanken hilft.

Johanniskraut hat eine nachgewiesen stimmungsaufhellende Wirkung bei einer leichten bis mittelschweren Depression. Es darf jedoch niemals vergessen werden, daß dieses Präparat, genau wie die chemischen Psychopharmaka, nicht die Ursachen einer Depression beseitigen kann. So kann ein Johanniskrauttee oder Johanniskrautextrakt gegebenenfalls den Heilungsprozeß unterstützen, in keinem Fall aber heilen. Dieses gilt auch für die nachfolgend beschriebenen Wirkungen von Ginkgo Biloba und Kava-Kava. Diese Pflanzen haben jedoch bei hoher Dosierung auch Nebenwirkungen. Die Lichtempfindlichkeit des Menschen wird stark heraufgesetzt, und es kommt zu allergischen Reaktionen auf der Haut. Während der Zeit der Einnahme des Johanniskrautes sollte also die Sonne gemieden werden.

Ginkgo Biloba

Seit Jahrtausenden weiß der Mensch um die heilenden Wirkungen der Blätter des ältesten Baumes der Erde. Der aus den Blättern gewonnene Extrakt enthält mehrere Stoffe, die auf die Fließeigenschaften des Blutes und damit auf die Sauerstoff-Transportfunktion der roten Blutkörperchen einwirken. Die Blätter kommen ursprünglich aus Ostasien und werden zum Herbstanfang geerntet, da zu dieser Zeit der Wirkstoffgehalt der Blätter am größten ist.

Viele Krankheiten unserer westlichen Welt beruhen auf Durchblutungsstörungen jeglicher Art (Herz-Kreislauf-Erkrankungen, Herzinfarkt, Schlaganfall, etc.). Ginkgo Biloba ist ein hervorragendes Mittel, um die Gefäße wieder aktiver und beweglicher zu machen, vor allem aber das Blut zu entklumpen und die Sauerstoffversorgung besser zu sichern.

Was hat dieses Geschehen nun aber mit der Depression zu tun? Wenn wir Schlaganfallpatienten genauer betrachten, so fällt auf, daß neben der nicht genügenden Durchblutung des Gehirns auch das vegetative Nervensystem beteiligt ist. Psychische Gereiztheit, Wesensveränderungen und die Depression sind oft die Folge der Organerkrankung der Gefäße und der damit verbundenen Mangeldurchblutung des Gehirns.

Ginkgo-Biloba-Extrakt ist also nicht nur allein eine Alternative zur herkömmlichen Blutverdünnung mit Acetylsalicylsäure und beugt damit der Verklumpung des Blutes und der Gefahr einer Arterienverstopfung vor; es ist ebenfalls nachgewiesen, daß dieses Präparat durch die damit verbundene bessere Versorgung des Gehirns mit Sauerstoff den Menschen in die Aktivität zurückzuführen hilft.

Ein gutes Beispiel kenne ich aus eigener Praxis: Eine sechsundsiebzigjährige Patientin erlitt einen leichten Schlaganfall. Ich empfahl ihr die Einnahme von Ginkgo Biloba und machte schon nach kurzer Zeit die Entdeckung, daß eine Verbesserung des Allgemeinzustandes eintrat. Diese Patientin nahm neben diesem Extrakt keine weiteren Medikamente zu sich. So war sehr gut zu erkennen, wie die Lebensgeister wieder zurückkamen. Sie ging wieder auf Menschen zu, sah nicht in jeder Aktion ein Problem, begann sogar, in einem Crashkurs eine Fremdsprache aufzufrischen. Auch die Kinobesuche und die aktive Arbeit in der Kirchengemeinde bedeuteten keine Anstrengung mehr.

Es ist aber bei der Einnahme von Ginkgo Biloba zu berücksichtigen, daß es Unverträglichkeiten geben kann.

Kava-Kava

Das Pfeffergewächs Kava-Kava (Piper methysticum) ist seit vielen Jahrhunderten ein in seiner Wirksamkeit bekannter Stimmungsaufheller aus Polynesien. Dort wird es seit jeher bei religiösen Zeremonien als Mittel eingesetzt, weil es eine interessante Wirkung hat: Es macht glücklich, und nicht ohne Grund wird behauptet, daß die Bewohner der Inseln im Pazifischen Ozean, die diese Pfefferpflanze zu sich nehmen, zu den glücklichsten und freundlichsten Menschen der Welt gehören.

Das klingt übertrieben, doch ist es der Grund dafür, daß man die Wurzel und den Wurzelstock des Pfeffers Ende des 19. Jahrhunderts als Antidepressivum geprüft und eingesetzt hat. Kava-Kava hellt die Stimmung auf (ähnlich wie das Johanniskraut) und vertreibt die Ängste. Schlaflosigkeit und Ruhelosigkeit, die Hauptsymptome der Depression, indizieren die Mittelgabe von Kava-Kava. Nach der Einnahme fühlt sich der Mensch entspannt, fröhlich, verliert die Menschenscheu und die Schwellenangst. Dabei putscht es nicht auf, bringt dem Patienten in keinen unnatürlichen Zustand wie bei Alkohol, Koffein, Cannabis etc. Dies gilt natürlich nur, wenn das Mittel richtig dosiert wird.

Es muß an dieser Stelle deutlich gesagt werden, daß die Einnahme von Kava-Kava im Zustand der Depression mit Risiken behaftet ist. Jegliche gleichzeitige Einnahme von Alkohol, Schlafmitteln oder Psychopharmaka kann verheerende Folgen haben, da Kava-Kava die Wirkung dieser Mittel verstärkt.

Dank

Die Fertigstellung dieses Buches wäre ohne die Hilfe von Freunden, Kritikern, Wissenden und Helfenden nicht so reibungslos vonstatten gegangen.

Bei der sachlichen Erarbeitung des Themas halfen mir alle meine depressiven Patienten, die kranken und die inzwischen gesunden. Ohne sie wäre dieses Buch nicht geschrieben worden.

Die fachliche Aufarbeitung des Themas verdanke ich Elke Bartels, Sylvia Frantius und Georg Nothdorf.

Die konstruktive Kritik erhielt ich von Elke Brandt und Helgo Meyer-Hamme, die mir mit ihren Beiträgen die Überarbeitung und die Fertigstellung des Buches sehr leicht machten.

Besonderer Dank gilt allen meinen Lehrern, die mir die Therapien zur Depressionsbehandlung vermittelten: Gunne von Richthofen, Jin Shin Jyutsu, Georg Nothdorf, Schalltherapie, und Martin Grassinger, klassische Homöopathie.

Meine Kollegin Sylvia Frantius wies mich auf die Behandlung von Depressionen mit Moxibustion hin. Von ihr stammt das Kapitel über Moxa-Therapie.

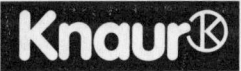

ALTERNATIV HEILEN

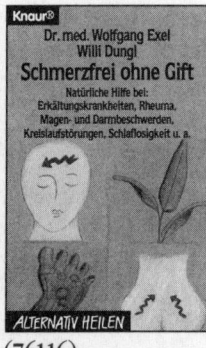

Knaur®
Dr. med. Wolfgang Exel
Willi Dungl
Schmerzfrei ohne Gift
Natürliche Hilfe bei:
Erkältungskrankheiten, Rheuma,
Magen- und Darmbeschwerden,
Kreislaufstörungen, Schlaflosigkeit u. a.

ALTERNATIV HEILEN

(76116)

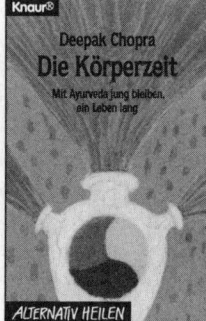

Knaur®
Deepak Chopra
Die Körperzeit
Mit Ayurveda jung bleiben,
ein Leben lang

ALTERNATIV HEILEN

(76095)

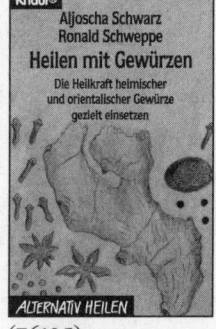

Knaur®
Aljoscha Schwarz
Ronald Schweppe
Heilen mit Gewürzen
Die Heilkraft heimischer
und orientalischer Gewürze
gezielt einsetzen

ALTERNATIV HEILEN

(76105)

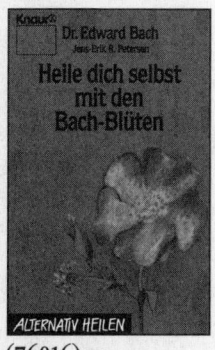

Knaur®
Dr. Edward Bach
Jens-Erik R. Petersen
**Heile dich selbst
mit den
Bach-Blüten**

ALTERNATIV HEILEN

(76016)

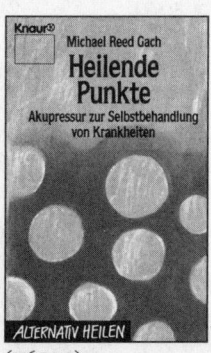

Knaur®
Michael Reed Gach
**Heilende
Punkte**
Akupressur zur Selbstbehandlung
von Krankheiten

ALTERNATIV HEILEN

(76002)

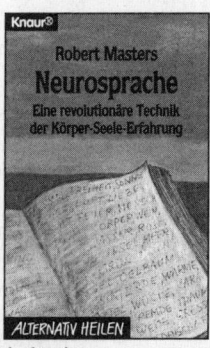

Knaur®
Robert Masters
Neurosprache
Eine revolutionäre Technik
der Körper-Seele-Erfahrung

ALTERNATIV HEILEN

(76121)

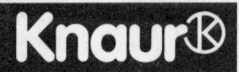

ALTERNATIV HEILEN

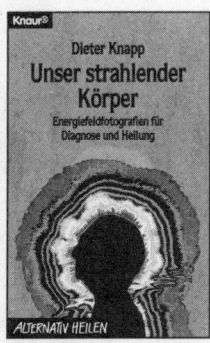

(76127)

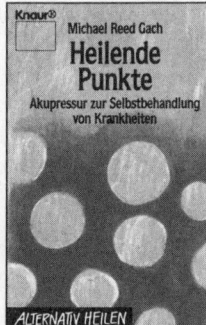

(76002)

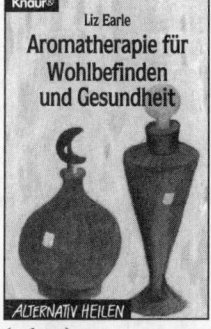

(76131)

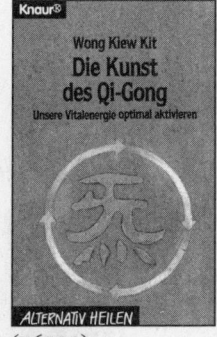

(76080)

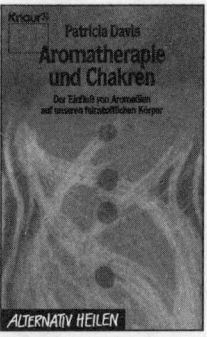

(76008)

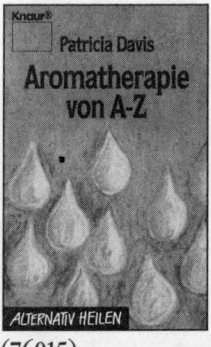

(76015)

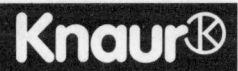

ALTERNATIV HEILEN

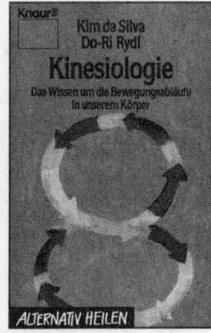

(76021)

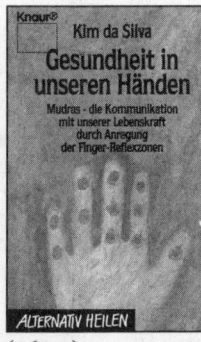

(76019)

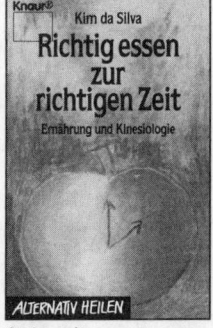

(76020)

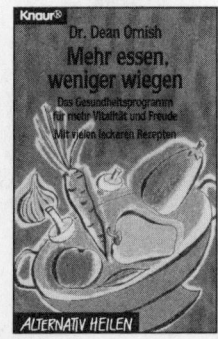

(76124)

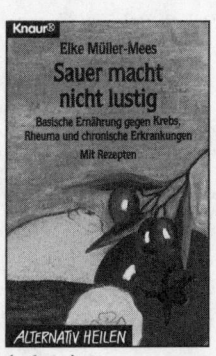

(76123)

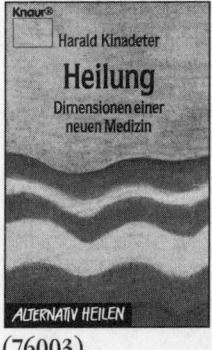

(76003)